Gastro-Lernkolleg

H.C. Dollinger   J. Demling
P. Joraschky   A. Pless

Peptische Magen-Darm-Erkrankungen

Organische und psychosomatische Aspekte

Mit einem Geleitwort von
L. Demling

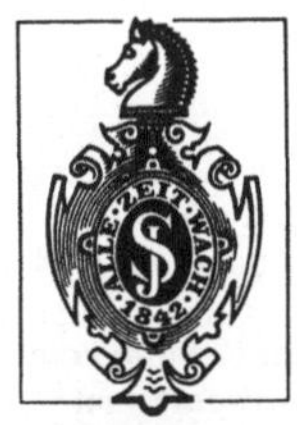

Springer-Verlag Berlin Heidelberg New York
London Paris Tokyo Hong Kong Barcelona

Professor Dr. med. Hans C. Dollinger
von-der-Tann-Straße 14
D–8000 München 22

Priv.-Doz. Dr. med. Joachim Demling
Psychiatrische Klinik mit Poliklinik
Schwabachanlage 6
D–8520 Erlangen

Priv.-Doz. Dr. med. Peter Joraschky
Psychiatrische Klinik mit Poliklinik
Schwabachanlage 6
D–8520 Erlangen

Dr. med. Axel Pless
Eulenstraße 55
D–2000 Hamburg 50

Das Gastro-Lernkolleg steht unter der Schirmherrschaft
von Prof. Dr. med. Dr. h. c. Ludwig Demling
Mitglieder des Wissenschaftlichen Beirats sind:
Prof. Dr. med. W. Rösch, Prof. Dr. med. S. E. Miederer,
Prof. Dr. med. H. C. Dollinger

ISBN-13: 978-3-540-53079-4   e-ISBN-13: 978-3-642-76033-4
DOI: 10.1007/978-3-642-76033-4

Druck und Verarbeitung: Druckhaus Beltz, 6944 Hemsbach
2123/3140/543210–Gedruckt auf säurefreiem Papier

Geleitwort

Will der Arzt eine Krankheit heilen, dann muß er die pathologischen Funktionsabläufe kennen und sollte wissen, wie diese in der Morphe des jeweiligen Organs ihren Niederschlag finden können. Peptische Läsionen des oberen Gastrointestinaltraktes sind solche morphologischen Manifestationen. Sie lassen sich endoskopisch oder röntgenologisch meist leicht diagnostizieren. Schwieriger ist das Objektivieren der vorausgehenden oder begleitenden Funktionsstörungen. Motilität, Sekretion des proteolytisch aktiven, salzsauren Magensaftes und die Produktion seiner Gegenspieler, nämlich des alkalischen Sekretes und des Schleimes bedürfen besonderer Testmethoden, um in Normalität und Entgleisung erfaßt zu werden. Die ebenfalls wichtige Mikrozirkulation der Mukosa bleibt im klinischen Alltag meist außer Betracht. Funktionsstörungen sind für den Arzt nicht nur deswegen von hohem Interesse, weil sie zu organischen Veränderungen, d. h. zu handfesten Erkrankungen mit ihren Komplikationen führen können, sondern auch deswegen, weil hier die Naht zwischen Psyche und Soma verläuft. Ziel ärztlichen Handelns ist die restitutio ad integrum. Sie läßt sich oft schon dadurch erreichen, daß man ein Glied aus der pathogenetischen Kette herausbricht. Ein solches Eingreifen kann aber auch zum Kurieren am Symptom werden, wenn es Ungleichgewichte im System der Organfunktionen zur Folge hat. Stoppt man beispielsweise therapeutisch die Säureproduktion beim peptischen Geschwür, dann sollte man, um der Gefahr eines Karzinoids zu entgehen, eine reaktive Hypergastrinämie möglichst vermeiden. Will man mehrere Glieder, und dabei nicht nur die vordergründigen, aus der pathogenetischen Kette der Ulkusentstehung entfernen, dann fördert man auch defensive Faktoren und verändert, was in zunehmendem Maße als wichtig erkannt wird, objektiv oder subjektiv den psychischen Hintergrund. Daß Ulkus und Psyche eng gekoppelt sind, lehrt die ärztliche Erfahrung. Vor allem das Zwölffingerdarmgeschwür ist nicht selten der Ausdruck einer Konfliktsituation. James Black hat durch die von ihm aus der Taufe gehobenen H2-Blocker die Therapie peptischer Läsionen tiefgreifend umgestaltet. Ulkustherapie geht aber über das Heilen des einzelnen Schubes hinaus. Neben schonender Pharmakologie, nach dem Motto „so viel wie nötig, so wenig wie möglich", ist es das Arzt-Patienten-Gespräch, welches den Boden für eine Heilung auf längere Sicht bereitet. Mit den angeschnittenen Problemen will das Gastro-Lernkolleg den Arzt in den Kapiteln Pathogenese, praxisnahe Diagnostik, medikamentöse und nichtmedikamentöse Therapie näher vertraut machen. Es bedient sich dabei auch eines didaktisch geschickten Dialogs mit dem Leser.

Das Lernkolleg vermehrt aber nicht nur das medizinische Wissen der Teilnehmer, sondern macht sie auch reifer auf einem Gebiet, das wir als ärztliche Kunst bezeichnen.

Herbst 1990   Professor Dr. med. Dr. h. c. L. Demling
                                     Vorsitzender der GASTRO-LIGA

Inhaltsverzeichnis

Lernstufe I
Pathogenetische Faktoren für das Ulkusgeschehen
Magen-Darm

Von der akuten Erosion zum Ulkus 3
Spontanverlauf und Komplikationen 3
Spezielle Faktoren für das Ulcus duodeni 4
Spezielle Faktoren für das Ulcus ventriculi 6
Spezielle Faktoren bei der Refluxösophagitis 8
Psychosomatische Aspekte 10
Epidemiologische und geographische Aspekte 13
Die Bedeutung von Schichtarbeit und anderen Stressoren . 14
Sozio-ökonomische Aspekte –
     volkswirtschaftliche Bedeutung der Ulkuskrankheit 14
Welchen Einfluß haben Ernährung, Medikamente und andere
     Noxen auf die Refluxösophagitis und Ulkuskrankheit? . . 15
Fallbeschreibung zur Lernstufe I 17
Fragen zum Abschluß der Lernstufe I 19

Lernstufe II
Praxisnahe Diagnostik peptischer Erkrankungen

Klinisches Beschwerdebild –
     welche Symptome sind charakteristisch? 23
Apparative diagnostische Verfahren 27
Funktionsteste zur Diagnostik peptischer Erkrankungen –
     meistens der Klinik vorbehalten 30
Fallbeschreibung zur Lernstufe II 31
Fragen zum Abschluß der Lernstufe II 33

Lernstufe III
Medikamentöse Therapie

Grundprinzipien für die Kurzzeit- und Langzeittherapie . . 37
Welche Therapeutika stehen zur Verfügung? 38

Antazida   38
Sucralfat   41
Wismut   42
Systemisch wirksame, sekretionshemmende Substanzen . . .   44
  Anticholinergika (Antimuskarinika)   44
  Prostaglandin-Analoga   46
  Histamin-H_2-Rezeptor-Antagonisten   47
  Substituierte Benzimidazole   51
Prokinetika   54
Besonderheiten in der Behandlung peptischer Läsionen
  des oberen Gastrointestinaltraktes   55
Fragen zum Abschluß der Lernstufe III   58

Lernstufe IV
Konservativ-therapeutische Maßnahmen und nichtmedikamentöse Therapie peptischer Erkrankungen

Welche konservativ-therapeutischen Maßnahmen sind beim
  postoperativen Rezidivulkus angezeigt?   63
Konservative Refluxtherapie   63
Nichtmedikamentöse Therapie   66
Diät und geänderte Lebensführung bei der Ulkuskrankheit –
  Was ist empfehlenswert?   68
Fallbeschreibung zur Lernstufe IV   70
Schlußbemerkungen   72
Fragen zum Abschluß der Lernstufe IV   74

Antworten zu den Fragen der verschiedenen Lernstufen

Antworten zu den Fragen der Lernstufe I   75
Antworten zu den Fragen der Lernstufe II   76
Antworten zu den Fragen der Lernstufe III   77
Antworten zu den Fragen der Lernstufe IV   79

Weiterführende Literatur zum Gastro-Lernkolleg . . .

Weiterführende Literatur zum Gastro-Lernkolleg . . .   81

Sachverzeichnis   83

Lernstufe I

Pathogenetische Faktoren
für das Ulkusgeschehen Magen-Darm

- **Von der akuten Erosion zum Ulkus**

- **Spontanverlauf und Komplikationen**

- **Spezielle Faktoren für das Ulcus duodeni**

  - Welche Rolle spielen die Säure- und Pepsinkonzentrationen
  - Die Bedeutung von Motilitätsstörungen und Sekretionsverhalten
  - Die Resistenzschwäche der Schleimhaut –
    aggressive Faktoren gewinnen die Oberhand
  - Prostaglandine und Schleimhautdurchblutung

- **Spezielle Faktoren für das Ulcus ventriculi**

  - Säure- und Pepsinkonzentration –
    auch beim Ulcus ventriculi von Bedeutung?
  - Resistenzschwäche der Schleimhaut –
    ein wichtiger pathogenetischer Faktor
    auch beim Ulcus ventriculi?
  - Motilitätsstörungen mit verzögerter Magenentleerung –
    Folge oder Ursache des Magengeschwürs?
  - Die Bedeutung des Gallerefluxes und der Pylorusinsuffizienz

- **Spezielle Faktoren bei der Refluxösophagitis**

  - Gibt es gemeinsame Faktoren
    peptischer Magen-Darm-Erkrankungen?

- **Psychosomatische Aspekte**

  - Multifaktorielle Genese der Ulkuskrankheit
  - Gibt es eine Ulkus-Persönlichkeit?
  - Aktualkonflikte beim Ulkuspatienten
  - Biographische Auslösesituationen für das Ulcus duodeni

● **Epidemiologische und geographische Aspekte**

   ● Wie hat sich die Ulkuskrankheit weltweit verändert?
   ● Rückgang in den Industriestaaten – Zunahme in der Dritten Welt
   ● Was sind die Gründe – welche Erklärungen haben wir?
   ● Unterschiedliche Verteilung auch innerhalb Europas

● **Die Bedeutung von Schichtarbeit und anderen Stressoren**

   ● Kann Arbeit unter bestimmten Bedingungen krank machen?
   ● Wann manifestiert sich die Ulkuskrankheit?

● **Sozio-ökonomische Aspekte – volkswirtschaftliche Bedeutung der Ulkuskrankheit**

   ● Was kostet die Behandlung bei uns?

● **Welchen Einfluß haben Ernährung, Medikamente und andere Noxen auf die Refluxösophagitis und die Ulkuskrankheit?**

   ● Ernährung und Ulkuskrankheit
   ● Rauchen und Ulkuskrankheit
   ● Medikamente und Ulkuskrankheit
   ● Steroide und Antirheumatika – was ist gesichert?

● **Fallbeispiel zur Lernstufe I**

● **Fragen zum Abschluß der Lernstufe I**

Pathogenetische Faktoren für das Ulkusgeschehen Magen-Darm

Von der akuten Erosion zum Ulkus

Als Erosion wird generell ein auf die Schleimhaut begrenzter Substanzdefekt bezeichnet, als Ulkus ein Schleimhautdefekt, der über die Schleimhaut hinaus mindestens die Muscularis mucosae, meist auch tiefere Wandschichten betrifft. Akute Erosionen und Ulzerationen entstehen rasch, sie sind i. allg. gegen die Umgebung scharf abgegrenzt und von unterschiedlicher Größe. Sie treten vorwiegend im Rahmen schwerer Erkrankungen, z. B. nach Operationen, Verbrennungen und bei polytraumatisierten Patienten auf.

Bei der chronischen Ulkusbildung überwiegt die Schädigung den Reparationsvorgang durch Granulationsgewebsbildung und Epithelregeneration, so daß sich chronisch-entzündliche Zellinfiltrate sowie Vernarbungen im Geschwürsgrund und an den Geschwürsrändern bilden. Das peptische Ulkus findet sich nahe der säurebildenden Region des Magens, im Bereich der Speiseröhre, des Duodenums und unter besonderen Voraussetzungen auch im Dünndarm, z. B. nach operativen Eingriffen und bei Vorliegen eines Zollinger Ellison-Syndroms oder eines Meckelschen Divertikels.

Spontanverlauf und Komplikationen

Die Erkrankung ist gutartig und weist eine hohe Selbstheilungstendenz auf. Nach Ablauf von 4–8 Wochen können die Ulzerationen auch ohne Therapie abgeheilt sein. Allerdings besteht eine hohe Rezidivfreudigkeit mit bis zu 75–85 %, wobei bis 50 % symptomarm verlaufen. Die Ulkuskomplikationen bestehen in einer Blutungsneigung bei etwa 20 % der Patienten, einer Perforation in 8–10 % und in einer Stenosebildung bei etwa 0,5–2 % der Patienten.

Trotz intensiver Forschung ist die Pathogenese der Ulkuskrankheit bis heute nicht völlig geklärt. Nach derzeitiger Auffassung kann nicht allein der Einfluß aggressiver Faktoren, sondern auch eine Abschwächung der Schutzmechanismen der Schleimhaut für die Entstehung verantwortlich gemacht werden. Diese „Ungleichgewichtstheorie" kennzeichnet damit die gastroduodenale Ulkuskrankheit als multifaktorielles Geschehen.

Spezielle Faktoren für das Ulcus duodeni

Welche Rolle spielen die Säure- und Pepsinkonzentrationen?

Das Postulat, daß ohne sauren Magensaft kein peptisches Geschwür entsteht, wurde bereits 1910 von Karl Schwarz formuliert. Untersuchungen der basalen und stimulierten Magensekretion in den vergangenen Jahren konnten nachweisen, daß zumindest bei einem Teil der Patienten mit einem Ulcus duodeni die Säuresekretion im Mittel erhöht und gleichzeitig das Serumgastrin nicht erniedrigt sind. Nach Nahrungsreiz konnte ein stärkerer Gastrinanstieg im Vergleich zu gesunden Personen gefunden werden, und die Säuresekretion sprach auf zugeführtes Gastrin deutlicher an. Die Ursache des gestörten Sekretions- und Regelverhaltens ist dabei ungeklärt. Diskutiert werden:

- **eine erhöhte Parietalzellmasse,**
- **eine Überfunktion gastrinproduzierender G-Zellen,**
- **ein erhöhter Vagotonus.**

Bei Patienten mit Ulcus duodeni konnte auch eine z. T. erhöhte Pepsinsekretion beobachtet werden. Die Aktivierung des Pepsins erfolgt dabei aus sezerniertem Pepsinogen I und II durch Einwirkung von Säure. Die proteolytische Aktivität der beiden Pepsine ist abhängig von der Säurekonzentration. Bis zu zwei Drittel der Ulcus duodeni-Patienten zeigen einen erhöhten Serumwert des radioimmunologisch bestimmten Pepsinogen I. Dieser Befund konnte vor allem bei den Patienten erhoben werden, die Ulkuskomplikationen aufwiesen. Es besteht Anhalt dafür, daß die Veranlagung zu einem erhöhten Serumpepsinogen I autosomal-dominant vererbt wird und damit eine genetisch bedingte Ulkusprädisposition anzeigt.

Die Bedeutung von Motilitätsstörungen und Sekretionsverhalten

Es ist immer wieder diskutiert, aber nie endgültig bewiesen worden, ob die erhöhte Konzentration von Säure und Pepsin im Duodenum weniger Folge einer Hypersekretion, sondern vielmehr das Resultat einer beschleunigten Magenentleerung darstellt. So konnten Untersuchungen mit Markern zeigen, daß gerade Patienten mit Duodenalulkus und normosekretorischem Verhalten eine signifikant raschere Magenentleerung zeigen, als ein vergleichbares Kollektiv mit Duodenalulkus und hypersekretorischen Werten. Damit könnte erklärt werden, warum selbst bei normosekretorischem Verhalten im Duodenum erhöhte Säure- und Pepsinkonzentrationen gefunden werden.

Die Ursache dieser Motilitätsstörung wird in einem gestörten Rückkopplungsmechanismus zwischen abnormen Duodenalrezeptoren und der Magenentleerung gesehen. Die Magensekretion selbst erscheint dabei von untergeordneter Bedeutung zu sein. Interessant ist ferner die Beobachtung von Störungen im Nüchternmotilitätsmuster beim Ulcus duodeni; diese gehen möglicherweise mit einer gestörten Flüssigkeits- und Bikarbonatsekretion im Duodenalbereich und aus dem Pankreas einher. Eine verminderte Neutralisationskapazität des Duodenums ist dabei durchaus als ulzerogener Faktor denkbar. Die ungenügende Neutralisierung der Magensäure im Duodenum und insbesondere deren Verknüpfung mit einem gestörten Motilitätsmuster bedarf jedoch noch weiterer Bestätigung.

Die Resistenzschwäche der Schleimhaut – aggressive Faktoren gewinnen die Oberhand

Die Beobachtungen, daß Ulkusrezidive gerne an der gleichen Stelle und zusammen mit entzündlichen Oberflächenveränderungen der Umgebung auftreten, wurden dahingehend interpretiert, daß die Schleimhaut in ihrer Abwehr geschwächt ist. Sie kann offensichtlich dem schädigenden Einfluß aggressiver Substanzen wie Salzsäure, Pepsin, aber auch den für das Ulcus ventriculi möglicherweise wichtigeren Gallensäuren und dem Lysolezithin nicht standhalten. Als Schutzfaktoren gelten allgemein:

- **die Qualität der mukosalen Schleimschicht**
- **die anatomische Mukosabarriere selbst**
- **die Schleimhautdurchblutung.**

Die Schleimschicht besteht aus einem viskösen Glykoproteingel und ist kaum wasserlöslich. Durch die Nahrungsbestandteile kann diese Schutzschicht mechanisch alteriert und durch toxische Substanzen wie Gallensäuren, Lysolezithin, Alkohol oder Aspirin dem Zugriff proteolytischer Enzyme ausgesetzt werden. Sie wird schließlich wasserlöslich gemacht und kann damit letztlich entfernt werden. Damit hat sie ihre Schutzwirkung verloren.

Die Schleimschicht verhindert ferner, daß von den Oberflächenzellen sezerniertes Bikarbonat in das Magenlumen abwandern kann. Sie lädt sich gleichsam mit Bikarbonationen auf und stellt damit eine wirksame Pufferkapazität gegen anflutende Säure bzw. Wasserstoffionen dar.

Prostaglandine und Schleimhautdurchblutung

Innerhalb der Schleimhaut produzierte Prostaglandine stimulieren physiologischerweise die Schleim- und Bikarbonatsekretion und werden außerdem für eine verbesserte Regeneration und Durchblutung der Schleimhaut selbst verantwortlich gemacht. Der Blutfluß ist nicht nur für die Versorgung der Schleimhaut mit Sauerstoff, Substraten und damit Energie notwendig, er dient gleichzeitig protektiven Zwecken. So werden eindringende Wasserstoffionen abtransportiert und damit eine Azidose der Schleimhaut verhindert. Auch versorgt der Blutfluß sowohl den intra- wie auch den extrazellulären Bereich mit Bikarbonationen als Puffer gegen Wasserstoffionen. Die lokalen Schutzfaktoren der Schleimhaut sind damit vielfältig und äußerst wirksam. Ihre Bedeutung ist möglicherweise größer als bisher angenommen. Unsere Kenntnisse über den komplexen Schutzmechanismus sind aber zweifelsohne immer noch ungenügend.

Spezielle Faktoren für Ulcus ventriculi

Nach Johnson und Mitarbeiter können 3 Typen von Ulcus ventriculi unterschieden werden:

Typ   I: zeigt eine Lokalisation des Ulkus an der kleinen Kurvatur oder hochsitzend, der Magensaft ist oft hypazid.

Typ II: hier findet sich eine Kombination mit einem Zwölffingerdarmgeschwür und der Magensaft ist oft hyperazid.

Typ III: das Geschwür findet sich vor oder innerhalb des Pylorus gelegen, der Magensaft ist oft normazid bis hyperazid.

Diese Unterteilung erscheint nicht nur aus Gründen der Lokalisation, sondern auch im Hinblick auf das Sekretionsverhalten berechtigt. Insbesondere sollte dem pylorischen oder präpylorischen Ulkus eine gewisse Sonderstellung eingeräumt werden, da es sich eher wie das Duodenalulkus verhält. Bei diesem Ulkustyp besteht eine erhöhte Säuresekretion und eine raschere Magenentleerung bei einem Großteil der Patienten. Auch bezüglich der therapeutischen Ansprechbarkeit ähnelt es dem Ulcus duodeni. Das gehäufte Auftreten der Blutgruppe 0 bei der besonderen Form dieses peptischen Ulkus wird beschrieben.

Säure- und Pepsinkonzentration –
auch beim Ulcus ventriculi von Bedeutung?

Wie die Unterteilung deutlich macht, zeigt das Magengeschwür ein unterschiedliches Verhalten in der Säure- und Pepsinsekretion. Da der Typ I dem klassischen Ulcus ventriculi entspricht und über 50 % der Fälle ausmacht, kann gefolgert werden, daß im Mittel Ulcera ventriculi eine verminderte Säureproduktion aufweisen. Hyperazide Werte treten beim Typ II bzw. der Kombination von Magen- und Duodenalulkus auf. Beim Typ III finden sich ebenfalls hyperazide Werte, wobei diese beiden „hyperaziden Typen" vergleichsweise und individuell seltener sind.

Die Säure und damit die proteolytische Aktivität scheint nicht die überragende Rolle in der Pathogenese des Ulcus ventriculi zu spielen. Zweifelsohne muß dem sauren und pepsinhaltigen Magensaft aber eine endgültig auslösende Funktion zuerkannt werden. Dies um so mehr, da sog. aggressive Faktoren erst im sauren Milieu ihre Aggressivität entfalten.

Resistenzschwäche der Schleimhaut – ein wichtiger pathogenetischer Faktor auch beim Ulcus ventriculi?

Auf die physikalisch-chemische und anatomische Schleimhautbarriere und ihre Funktion in der Abwehr aggressiver Faktoren wurde im obigen Abschnitt des Ulcus duodeni bereits eingegangen. Da die Säurehypothese beim Magenulkus in den Hintergrund tritt, wird eine Abwehrschwäche der Schleimhaut als ein wichtiger pathogenetischer Faktor favorisiert. Als Unterstützung dieser Vorstellung wird angeführt, daß bei dieser Form des peptischen Ulkus die oberflächliche Entzündung im Sinne einer Gastritis vorherrscht. Das Ulkus selbst ist an der Grenze zwischen intakter und entzündlich veränderter Schleimhaut lokalisiert. Möglicherweise erklärt der Untergang von Funktionsgewebe, warum das Ulcus ventriculi im Durchschnitt eine reduzierte Säuresekretion aufweist. Da die Oberflächengastritis nicht nur als Ausdruck der Schleimhautschädigung und -schwäche angesehen werden kann, sondern auch mit zunehmendem Alter häufiger auftritt, wird möglicherweise auch verständlich, weshalb das Durchschnittsalter der Patienten mit Ulcus ventriculi im Mittel 10–20 Jahre höher liegt als beim Duodenalulkus.

Motilitätsstörungen mit verzögerter Magenentleerung – Folge oder Ursache des Magengeschwürs?

Eine verlangsamte Magenentleerung als kausaler Faktor in der Entstehung des Magengeschwürs wird seit langem diskutiert. So wird angeführt, daß bei Magenausgangsstenose oder nach Vagotomien eher vermehrt Ulzerationen beobachtet werden können. Auch hat die Motilitätshypothese dadurch an Gewicht gewonnen, daß eine Keimbesiedlung der Magenschleimhaut häufig mit einer verzögerten Magenentleerung einhergeht. Anatomisch-pathologisch konnten Verdickungen der Wandschichten und degenerative Veränderungen der intramuralen Ganglienzellen beobachtet werden. Ob diesen Gewebsveränderungen und bei einem Teil der Patienten nachweisbaren Motilitätsstörungen eine echte ulzerogene Wirkung zuerkannt werden darf oder aber, ob die Beobachtung nicht einfach Folge der zugrundeliegenden Ulkuskrankheit ist, ist ungeklärt.

Die Bedeutung des Gallerefluxes und der Pylorusinsuffizienz

Im Zusammenhang mit Motilitätsstörungen in der Pathogenese des Magengeschwürs steht auch der Gallereflux bzw. die Refluxtheorie. So weisen verschiedene Autoren darauf hin, daß bei Patienten mit Ulcus ventriculi häufiger ein Reflux von Galle und Lysolezithin in den Magen erfolgt als bei gesunden Kontrollpersonen. Aufgrund vor allem tierexperimenteller Untersuchungen gelten Gallensäuren und das unter der Wirkung von Phospholipase aus Lezithin gebildete Lysolezithin als zytotoxische und damit aggressive Substanzen. Lysolezithin kann aufgrund der detergierenden Wirkung den Schutzwall der Mukusschicht verändern und den Angriff anderer aggressiver Faktoren begünstigen.

Auch Gallensäuren sind als Detergenzien in der Lage, sowohl die Mukus- als auch die Zellschicht der Schleimhaut selbst zu schädigen. So kann die Lithocholsäure beispielsweise bereits nach kurzer Zeit und bei niedriger Konzentration zytotoxisch wirken. Die trihydroxilierte Cholsäure ist weniger aggressiv. Die aggressiven Eigenschaften der Gallensäuren beruhen auf z. T. recht unterschiedlichen Mechanismen, die vorwiegend tierexperimentell erforscht wurden. Eine ausreichende Bestätigung dieser Ergebnisse beim Menschen liegt nicht vor.

Für den Reflux von gallesäurehaltigem Duodenalsaft in den Magen wird eine Pylorusinsuffizienz verantwortlich gemacht. Es wird angenommen, daß als Folge des Gallerefluxes eine aufsteigende Gastritis entsteht, und diese den Boden für die Entstehung eines Ulcus ventriculi bereitet. So kann für die Theorie des zytotoxischen Einflusses von Gallesäuren und Lysolezithin nur die Rolle eines pathogenetischen Kofaktors unter besonderen Voraussetzungen für das Ulcus ventriculi angenommen werden.

Spezielle Faktoren bei der Refluxösophagitis

Die entzündlichen Veränderungen im unteren Teil der Speiseröhre entstehen vorwiegend durch gehäuften und länger andauernden Reflux von saurem, pepsin- und z. T. gallensäureenthaltendem Magensaft. Eine gestörte Motilität des unteren Ösophagussphinkters und eine verminderte Clearancefunktion der Speiseröhre leisten dabei Vorschub. Aufgrund der strukturellen Unterschiede ist die Schleimhaut der Speiseröhre besonders empfindlich gegenüber aggressiven Faktoren. Morphologisch finden sich als Ausdruck der Schädigung sowohl lokale Defekte als auch entzündliche Veränderungen mit Rundzellinfiltraten. Wenngleich gestörte Motilität im terminalen Ösophagus und Refluxfaktoren für die Ösophagitis verantwortlich gemacht werden, kann diese offenbar auch spontan abheilen, ohne daß sich die gestörte Funktion grundsätzlich geändert hat. Diese Beobachtung bestätigt die Annahme, daß auch bei der Refluxösophagitis die Schutzmechanismen der Schleimhaut von Bedeutung sind. Diese sind bisher jedoch weniger gut untersucht als die Abwehrfaktoren von Magen und Duodenum. Weiterhin läßt die Möglichkeit einer Spontanheilung der Refluxösophagitis daran denken, daß die Bedeutung der einzelnen pathogenetischen Faktoren interindividuellen Schwankungen unterliegt. So werden Patienten mit Refluxkrankheit auch aufgrund klinischer Symptome und der Ergebnisse z. T. aufwendiger Spezialuntersuchungen in verschiedene Typen aufgeteilt:

● **Patienten mit saurem Reflux**
● **Patienten mit alkalischem Reflux**

● **Patienten mit Beschwerden tagsüber**
● **Patienten mit Beschwerden hauptsächlich nachts im Liegen**
● **Patienten mit gestörter Reinigungsfunktion der Speiseröhre**

Wenngleich für die Bedeutung der schädigenden Einwirkung von Einzelfaktoren erhärtende Befunde vor allem im Tierexperiment gefunden werden, erlaubt das komplexe pathogenetische Geschehen keine einfache und einheitliche kausale Erklärung. Allerdings muß dem Reflux selbst eine dominierende Rolle zugebilligt werden.

Gibt es gemeinsame Faktoren peptischer Magen-Darm-Erkrankungen?

Nach heutigem Verständnis der pathophysiologischen Vorgänge bei der Entstehung der Ulkuskrankheit an Magen und Duodenum sowie der Refluxösophagitis können wir bestimmten Faktoren eine pathogenetische Bedeutung zuerkennen. Außer Zweifel steht die Schlüsselrolle des sauren und pepsinhaltigen Magensaftes. Er ist in jedem Fall das pathogenetische Endglied des Ulkusgeschehens. Lysolezithin und die im sauren Milieu aggressiven Gallensäuren werden von manchen Autoren als wichtige Kofaktoren angesehen. Auffällig ist, daß sowohl bei der Refluxösophagitis als auch beim peptischen Ulkus Motilitätsstörungen gefunden werden. Das gelegentliche gleichzeitige Auftreten von Refluxösophagitis mit Magen- und Duodenalulzerationen läßt an eine allgemeine Abwehrschwäche im Schleimhautbereich vom Ösophagus bis zum Duodenum denken.

Da die Funktionsabläufe durch nervale und humorale Einflüsse gesteuert werden, müssen Veränderungen auf nervaler Ebene und Störungen im Bereich von intestinalen Hormonen und Neurotransmittern in unsere pathogenetischen Überlegungen miteinbezogen werden. Trotz Vorliegen interessanter Einzelergebnisse lassen sich aber bisher keine sicheren gemeinsamen Faktoren für die Pathogenese der Erkrankungen ableiten.

Mit Vorbehalt unter diesen Abschnitt einzuordnen sind das Auftreten und die pathogenetische Bedeutung des Campylobacter bzw. Helicobacter pylori für das Ulcus ventriculi sowie das Ulcus duodeni.

Das spiralförmige Bakterium findet sich vorwiegend im Magen, und unbestritten ist auch die bevorzugte Assoziation mit dem Ulcus ventriculi, der aktiven Antrumgastritis und dem Ulcus duodeni in hoher Nachweisrate. Bezüglich der klinischen Bedeutung bestehen auch auf Expertenseite noch unterschiedliche Auffassungen. So wird die Helicobacter-Infektion von manchen Autoren als opportunistische bzw. saphrophytäre Besiedlung einer vorgeschädigten Schleimhaut und damit als Folge angesehen. Auf der anderen Seite bestehen gute Argumente für die Entstehung einer chronischen B-Gastritis aufgrund der bakteriellen Infektion. Diese könnte dann die Entstehung einer peptischen Läsion begünstigen.

Psychosomatische Aspekte

Mit der Verbesserung der medikamentösen Therapiemöglichkeiten des Ulkus ist die Person des Ulkuskranken in den Hintergrund getreten. 20% der Patienten kann aber auch heute noch mit Pharmaka und Chirurgie nicht ausreichend geholfen werden. Viele Patienten mit Ulkuskrankheit leiden in beachtlichem Maß unter psychosozialen Problemen. Daraus ergibt sich, daß der Arzt in der Sprechstunde neben körperlichen auch seelische und soziale Entstehungsfaktoren der Ulkuskrankheit beachten muß. Als Leitfaden für die Gewichtung dieser Faktoren in der Praxis sollen die folgenden Informationen dienen; sie beziehen sich vorwiegend auf das Ulcus duodeni, zu dem die validesten psychosomatischen Untersuchungen vorliegen.

Multifaktorielle Genese der Ulkuskrankheit

Das biopsychosoziale Streßkonzept hat sich in der Psychosomatik als sehr hilfreich erwiesen. Die biologische Disposition, die sich aus genetischen (Erhöhung des HLA-Antigen B 5, Häufung der Blutgruppe 0, familiäre Belastung) und erworbenen Faktoren zusammensetzt, ist bei der Entstehung des Ulkus mit psychosozialen Determinanten eng verknüpft. Für den individuellen Patienten wiegt jeweils der eine oder der andere „Vulnerabilitätsbereich" schwerer. Bei rezidivierenden Ulzera wirken Soma und Psyche wechselweise aufeinander ein: Das Ulkus dient hier als Seismograph auch für scheinbar geringfügige seelische Belastungen und kann seinerseits über die Krankheitsverarbeitung zu einer psychischen Fehlentwicklung, etwa zur Medikamentenabhängigkeit, führen. Die Balance zwischen aggressiven und protektiven Faktoren (Abb. 1) erfordert, daß die Teilfunktionen Sekretion, Durchblutung und Motilität genau aufeinander abgestimmt sein müssen.

Gibt es eine Ulkus-Persönlichkeit?

Eine in sich geschlossene Persönlichkeitsstruktur des Ulkuskranken ließ sich nicht nachweisen. Overbeck u. Biebl (1974) fanden verschiedene Charakteristika, die sich zwei klinisch unterscheidbaren Gruppen zuordnen lassen:

a) Der aktive Ulkus-Typ: Der Patient lädt sich viel Verantwortung auf, ist ehrgeizig und sucht den beruflichen Aufstieg. Trotz vordergründiger Robustheit ist er oft empfindlich, aber auch altruistisch eingestellt. Er unterdrückt seine tief verwurzelte Sehnsucht nach Umsorgtwerden, man spricht von „Pseudounabhängigkeit".

b) Der passive Ulkus-Typ: Hier werden Versorgungswünsche offen geäußert, diese Patienten fühlen sich häufig hilf- und hoffnungslos und anklammerungsbedürftig. Ihre Frustrationstoleranz ist gering, mitunter zeigen sie querulatorisches Verhalten.

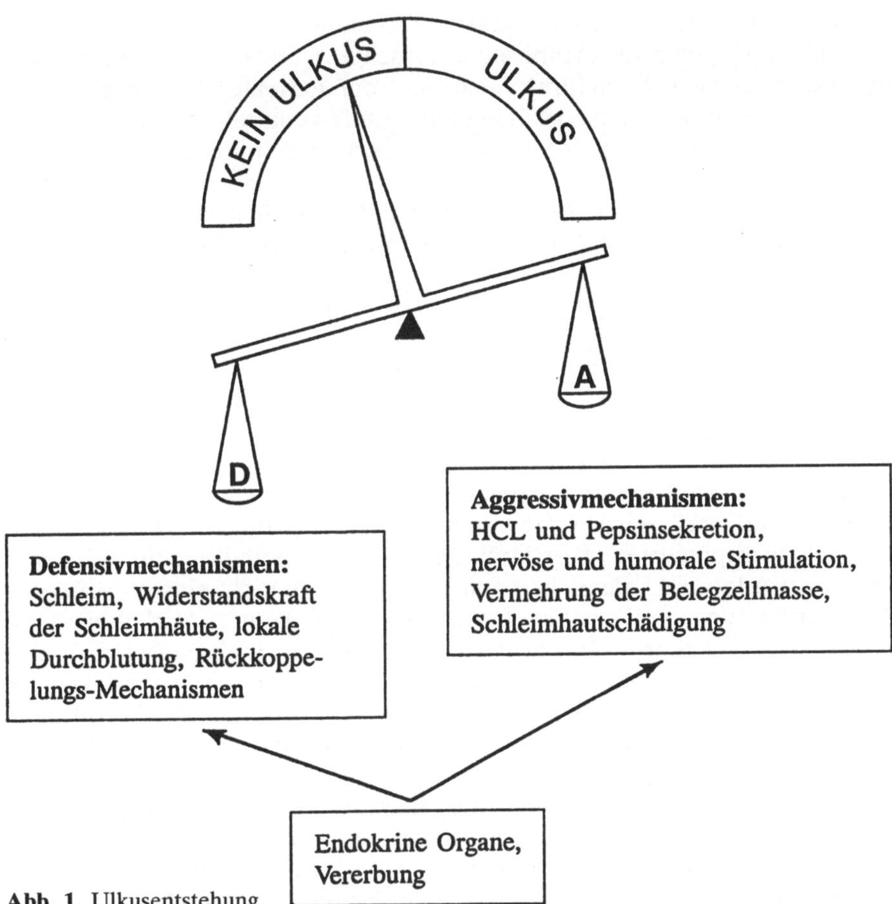

Abb. 1. Ulkusentstehung

Die beiden Typen unterscheiden sich also besonders deutlich im Hinblick auf ihr Abhängigkeitsverhalten. Zugrunde liegt eine einheitliche Konflikt- dynamik:

Aktualkonflikte beim Ulkuspatienten

Der „spezifische Konflikt" des Ulkus-duodeni-Kranken (Alexander 1951) besteht darin, daß die Abhängigkeit des Betroffenen von Belohnung und Zuwendung mit dem Streben nach Unabhängigkeit und Erfolgen in Wider- streit liegt. Der Pseudounabhängige versucht, durch betontes Streben nach Selbständigkeit seine Abhängigkeitswünsche überzukompensieren. Offen Abhängige hingegen geben ihren unbewußten Versorgungswünschen nach und wirken dabei oft fordernd und unzufrieden.

Die Ambivalenz zwischen Autarkiestreben und passiver Anlehnungsbedürftigkeit wie auch die Ambivalenz zwischen Haben- bzw. Geltenwollen und bescheidenem Zurücktreten ist nicht auf Patienten mit einer Ulkuskrankheit beschränkt. Erst das Ineinandergreifen von relevanter Persönlichkeitsstruktur und relevanter Schicksalssituation ergibt die spezifische „Antwort" (Bräutigam 1962).

So fand Zander (1977, 1989) in einer umfangreichen kontrollierten Studie, daß die Versorgungs- und Besitzwünsche häufig den Nährboden für einen situativ ausgelösten Neidkonflikt abgeben: der Ulkuspatient hat sein bewußtes Wunschziel, etwa den beruflichen Aufstieg, vor Augen, kann dieses Ziel aber z.B. infolge seiner Gehemmtheit nicht erreichen. Dieses Vor-Augen-Haben („Scheinfütterung") löst noch kein Ulkus aus, wenngleich es im körperlichen Bereich fast immer zu Hyperazidität als „Hungereinstellung" des Magens führt. Erst wenn ein Konkurrent aus der unmittelbaren Umgebung das vom Patienten selbst ersehnte Ziel real oder auch nur in der Phantasie des Patienten erreicht, dieser also mitansehen muß, wie ein anderer „gefüttert" wird, setzen spezifische Hemmungsmechanismen ein. Dem Ulkusdisponierten ist es in dieser Situation unmöglich, für sich selbst aktiv zu werden. Er kann gegen den Konkurrenten nicht einmal Neid oder Ärger aufbringen, weil er offiziell zu diesem eher in gutem Verhältnis steht. Wo Neid oder Ärger in ihm hochkommen müßten, klafft stattdessen eine Erlebnislücke. Die auslösende Situation ist oft deshalb so belastend, weil die ersehnten Ziele für den Betroffenen keineswegs utopisch sind, sondern in erreichbarer Nähe liegen. Nach Zander zielen die Strebungen von Ulkuspatienten jeweils zur Hälfte auf materiellen Besitz (eigenes Haus, höheres Einkommen) und auf wachsendes Ansehen, vor allem auf beruflichen Aufstieg; Partnerprobleme spielen eine untergeordnete Rolle. Bei Gesprächen über auslösende Konfliktsituationen zeigte sich selektiv bei 15 von 17 Ulkuspatienten röntgenologisch ein intensiver Spasmus des Magenantrums, was örtliche Durchblutungsstörungen und verminderten Schutz der gastralen Mukosa zur Folge haben kann (Zander 1977).

Biographische Auslösesituationen für das Ulcus duodeni

Neben aktuellen Konflikten wirken vor allem lebensgeschichtliche Belastungen ulkusfördernd. Für diese Patienten hat die Beziehung zu der sozialen Gruppe, in die sie eingebettet sind, und die Schutz, Anerkennung und Verwöhnung gewährt, besonderes Gewicht. So kommt das Ulkus häufiger vor bei Männern, die berufliche Kontakte verlieren, bei Aussiedlern oder bei Geschiedenen. Die soziale Isolierung hat wesentlich stärkeren Einfluß auf die Entstehung eines Ulkus als Katastrophen und lebensbedrohliche Situationen (Pflanz 1962). Auch ein Zuwachs an Verantwortung (Trennung vom Elternhaus, Eintritt in den Beruf, Berufswechsel, Familiennachwuchs u.a.) kann ein Geschwürsleiden entstehen lassen (Schüffel u. von Uexküll 1986).

Epidemiologische und geographische Aspekte

Wie hat sich die Ulkuskrankheit weltweit verändert?

Epidemiologische Studien haben gezeigt, daß das peptische Ulkus zeitlichen und regionalen Veränderungen unterliegt. So war das Magengeschwür gegen Ende des vergangenen Jahrhunderts relativ häufiger, trat bevorzugt in einem Alter unter 35 Jahren auf und betraf vor allem das weibliche Geschlecht. Mit Beginn des 20. Jahrhunderts bis in die heutige Zeit überwiegt das Zwölffingerdarmgeschwür mit Bevorzugung des männlichen Geschlechts.

Rückgang in den Industriestaaten – Zunahme in der Dritten Welt

Seit etwa 20–30 Jahren nimmt in den westlichen Industriestaaten die Ulkushäufigkeit ab, für das Ulcus duodeni deutlicher als für das Ulcus ventriculi. Der Rückgang der Ulkuskrankheit trat schon vor Einführung moderner diagnostischer und therapeutischer Methoden, z.B. der Endoskopie und der Entwicklung der H_2-Rezeptoren-Antagonisten, auf. Eine derartige zeitliche Inzidenzverschiebung findet sich nicht in anderen Teilen der Welt, z.B. in Indien oder Südafrika, wo die Ulkuskrankheit in den letzten Jahrzehnten zugenommen hat.

Was sind die Gründe – welche Erklärungen haben wir?

Eine Erklärung dieser Beobachtungen ist schwierig. So wird von Susser die Ansicht vertreten, daß die Zu- und Abnahme in den westlichen Industrienationen mit dem Beginn und Abschluß des Urbanisationsvorganges zusammenhängt. Dieser ist in den Staaten der Dritten Welt eben nicht abgeschlossen, und die Bevölkerung muß sich erst der spezifisch-traumatischen Situation einer Industrie- und Leistungsgesellschaft anpassen. Für diese Hypothese spräche die Häufigkeit der Ulkuserkrankungen in der städtischen Bevölkerung und möglicherweise auch die Beobachtung, daß die Zunahme von Gastarbeitern in Deutschland und anderen Teilen Europas die gastroduodenale Inzidenz nicht in gleichem Maße wie in den USA sinken ließ.

Unterschiedliche Verteilung auch innerhalb Europas

Geographische Untersuchungen dokumentieren innerhalb Europas für das Duodenalgeschwür und die Spontanheilung der Ulkuskrankheit ein Nord-Süd-Gefälle. So ist in Deutschland und der Schweiz die Neigung zur Spontanheilung, vor allem bei Frauen, größer und die Tendenz zum Ulkusrezidiv kleiner als in England und skandinavischen Staaten. Zur Deutung dieser

Beobachtungen werden Umwelteinflüsse herangezogen, vor allem die soziale Herkunft und Klasse, aber auch ethnische Faktoren, klimatische Bedingungen und schließlich unterschiedliche Ernährungsgewohnheiten.

Die Bedeutung von Schichtarbeit und anderen Stressoren

Kann Arbeit unter bestimmten Bedingungen krank machen?

Tierexperimentelle Untersuchungen, klinische Erfahrung und Beobachtungen auf psychosomatischem Gebiet deuten darauf hin, daß besondere Lebenssituationen, die eine aggressive Spannung enthalten, vermehrt zur Ulkusbildung führen. Die Beziehung zwischen Arbeitsbelastung und Krankheit ist dabei ungeklärt. So wird in der Literatur zwar darauf hingewiesen, daß männliche Berufstätige, Arbeiter und Soldaten in den Kriegsjahren, Frauen, die neben ihrer beruflichen Tätigkeit auch noch den Haushalt versorgen, und generell Patienten mit Arbeitsüberlastung häufiger Ulzera bekommen. Vor allem in den Altersgruppen zwischen dem 35. und 55. Lebensjahr treten Ulcera duodeni besonders häufig auf. Die jeweilige Arbeitsüberlastung kann aber über Jahre bestehen, bevor es zum Auftreten einer Ulkuskrankheit kommt.

Wann manifestiert sich die Ulkuskrankheit?

Ulzerationen und Rezidive treten jedoch vorwiegend unter Auslösesituationen auf. Das heißt, das Auftreten der Ulkuskrankheit erscheint weniger an den Arbeitsumfang als vielmehr an die für den Patienten unlösbar scheinenden, aggressiven Konflikte im sozialen Bereich gebunden zu sein. Für diese Annahme sprechen die bei jugendlichen Wehrpflichtigen und Gastarbeitern oder im Anfangsstadium einer Anorexia nervosa erhöht gefundenen basalen Magensäurewerte. Untersuchungen in verschiedenen Arbeitsgruppen zeigen ferner, daß das Duodenalgeschwür nicht an spezifische soziale Gruppen und die damit verbundene Arbeitsbelastung gekoppelt ist.

Sozio-ökonomische Aspekte – volkswirtschaftliche Bedeutung der Ulkuskrankheit

Wie Publikationen des Statistischen Bundesamtes und der AOK- und IMS-Statistik von 1976 ausweisen, erkranken in der Bundesrepublik Deutschland jährlich ca. 800.000 Personen an einem gastroduodenalen Ulkus. Dabei wird die Anzahl der Erstulzerationen auf ca. 30 % geschätzt. Die Ulkuserkrankungen machten für das Jahr 1976 mehr als 1,2 Mio. ärztliche Konsultationen erforderlich, und im Durchschnitt betrug die Arbeitsunfähigkeit 31–35 Tage.

Die Dauer der Arbeitsunfähigkeit entspricht den Angaben aus anderen westeuropäischen Staaten. Betrachtet man aus volkswirtschaftlicher Sicht die direkten Kosten, die durch medizinische Maßnahmen einschließlich Hospitalisation und Operation entstehen, die indirekten Kosten durch z.B. Arbeits- und Verdienstausfall, und die Folgekosten im weiteren Krankheitsverlauf, so ergeben sich Berechnungen für die Gesamtkosten der Behandlung der Ulkuskrankheit. Sie betragen etwa 1% der gesamten Ausgaben für das Gesundheitswesen in den westlichen Industrienationen.

Was kostet die Behandlung bei uns?

Für die Bundesrepublik Deutschland wurden für das Jahr 1976 die Gesamtkosten für die Behandlung der Ulkuskrankheit auf insgesamt 1,93 Mrd. DM geschätzt. Im Mittel ergibt sich pro Ulkusfall damit ein jährlicher Kostenaufwand von etwa 2.370,– DM. Legt man die Kostenschätzung für das Jahr 1976/77 zugrunde, so kann der Kostenaufwand für eine Langzeitbehandlung mit durchschnittlich 36.000,– DM für eine Behandlungsdauer von 15 Jahren oder mehr errechnet werden. Da seit etwa 20–30 Jahren eine Abnahme der Inzidenz der gastroduodenalen Ulkuskrankheit beobachtet werden kann und parallel auch die Notwendigkeit der Hospitalisation, wäre eigentlich auch mit Rückwirkungen auf die Kostensituation zu rechnen. Entsprechende Zahlen über einen mehrjährigen Zeitraum liegen noch nicht vor. Prinzipiell haben neue diagnostische und therapeutische Methoden die Aufwendungen für die direkten Kosten vorübergehend ansteigen lassen, die medizinischen Fortschritte haben aber sicherlich positive Auswirkungen auf die indirekten und nachfolgenden Kosten in den kommenden Jahren.

Welchen Einfluß haben Ernährung, Medikamente und andere Noxen auf die Refluxösophagitis und Ulkuskrankheit?

Ernährung und Ulkuskrankheit

Ein Zusammenhang zwischen dem Auftreten entzündlicher Veränderungen im oberen Gastrointestinaltrakt und fehlerhafter Ernährungsweise konnte bisher nicht bestätigt werden. So haben weder Genußmittel wie Kaffee, Tee oder Alkohol, noch stark gewürzte Speisen einen ulzerogenen Effekt. Es muß allerdings zugestanden werden, daß bei akuter Erkrankung bestimmte Nahrungs- und Genußmittel oft schlecht vertragen werden und Schmerzen auslösen können.

Rauchen und Ulkuskrankheit

Anders verhält es sich dagegen mit Nikotin bzw. dem Zigarettenrauchen. Untersuchungen gerade der letzten Jahre konnten zeigen, daß Rauchen die Ulkusinzidenz praktisch verdoppelt, die Ulkusheilung verzögert und die Rezidivrate steigert. Der pathophysiologische Mechanismus umfaßt möglicherweise mehrere Faktoren. So wird eine Beeinträchtigung des Verschlusses nicht nur im unteren Ösophagusbereich, sondern auch im Magenausgangsbereich beschrieben. Rauchen reduziert möglicherweise die alkalische Pufferkapazität im Duodenum und die Durchblutung. Auch wird offenbar die Hemmwirkung von H_2-Rezeptor-Antagonisten auf die basale und nächtliche Säuresekretion vermindert und damit die Ulkusheilung verzögert. Patienten mit Refluxösophagitis und gastroduodenalem Ulkus sollten deshalb angehalten werden, ihren Nikotinkonsum auch im Hinblick auf die sonstigen schädlichen Einflüsse möglichst gänzlich einzustellen.

Medikamente und Ulkuskrankheit

Als Nebenwirkungen von Medikamenten können Motilitätsänderungen und lokale Entzündungen auftreten. So führen z. B. Kalziumantagonisten, Nitrate, Beta-Rezeptor-Antagonisten, Papaverin und Anticholinergika zu Störungen der Speiseröhren- und Magenentleerung und begünstigen das Auftreten von Refluxerscheinungen. Bei Erkrankungen, die mit einem pathologischen Reflux einhergehen, sollten die Nebenwirkungen derartiger Substanzen berücksichtigt werden. Hinweise, daß der Einsatz derartiger Medikamente in einem kausalen Zusammenhang mit dem Auftreten eines Ulkus oder einer Refluxkrankheit steht, finden sich allerdings in der einschlägigen Literatur nicht.

Steroide und Antirheumatika – was ist gesichert?

Eine erhöhte ulzerogene Wirkung wurde in der Vergangenheit den Kortikosteroiden zugeschrieben. Zahlreiche Untersuchungen konnten allerdings **keine** erhöhte Ulkusprävalenz bei Patienten mit Steroidbehandlung nachweisen. Allenfalls könnte ein erhöhtes Risiko bei sehr hochdosierter und langdauernder Medikation bestehen. Eine Kontrolle wird bei Patienten empfohlen, die wegen ihrer Grundkrankheit mit Kortikosteroiden behandelt werden müssen und in der Vorgeschichte ein peptisches Ulkus oder eine Ulkusblutung aufweisen. Dies gilt um so mehr, wenn Kortikosteroide zusammen mit sog. nichtsteroidalen Antirheumatika (NSAR) eingesetzt werden.

Aus Tierexperimenten und auch aufgrund von zahlreichen Studien beim Menschen ist bekannt, daß NSAR zu gastrointestinalen Läsionen führen können. Als Ursachen werden eine direkte lokale Schädigung und eine Hemmung der Prostaglandinbiosynthese und damit die Reduktion der Schutzmechanismen der Schleimhaut angenommen. Hämorrhagische Erosionen und intestinaler Blutverlust werden vor allem bei Patienten beschrieben, die mit Azetylsalizylsäure behandelt werden. Die akuten Schleimhautschädigungen treten offenbar bevorzugt **zu Beginn** der Behandlung auf. Aber auch ohne Therapieabbruch tritt bei den meisten Patienten auf zellulärer Ebene eine Adaptation im Sinne einer erhöhten Schleimhautregeneration auf, so daß ein Rückgang der intestinalen Blutungsneigung festzustellen ist. Im Vergleich zur rasch löslichen Azetylsalizylsäure führen entsprechende magensaftresistente Präparate und andere NSAR deutlich seltener zu akuten gastroduodenalen Läsionen. So konnte in über 100 epidemiologischen Studien den NSAR eine Prädisposition zu gastrointestinalen Nebenwirkungen zuerkannt werden. Ebenso fand sich unter hohen Dosen und länger andauernder Medikation ein erhöhtes Komplikationsrisiko, besonders bei älteren Patienten. Eine erhöhte Gefahr der Ulkusblutung oder -perforation unter der Medikation von NSAR wird aber nicht in allen Studien beschrieben.

Prinzipiell muß aufgrund zahlreicher Untersuchungen den NSAR und insbesondere der leicht löslichen Azetylsalizylsäure eine ulzerogene Potenz zuerkannt werden. Derartige Medikamente sollten mit Vorsicht und in niedriger Dosierung gerade bei solchen Patienten eingesetzt werden, die gleichzeitig an einer akuten gastroduodenalen Ulzeration leiden oder eine derartige in der Vorgeschichte angeben.

Fallbeschreibung zur Lernstufe I

Es handelt sich um eine 45jährige, gepflegte, auf ihr Aussehen bedachte Patientin. Sie klagt bei der Vorstellung in der Praxis über Oberbauchbeschwerden im Epigastrium, Appetitmangel und vermehrte Blähungen seit ca. 14 Tagen. Die Schmerzen seien besonders nachts sehr heftig und sie sei mehrfach deshalb aufgewacht. Linderung habe sie durch Nahrungsaufnahme und das Trinken von Milch verspürt. Nach der körperlichen Untersuchung mit abdominellem Druckschmerz im rechten oberen Quadranten wird eine Gastro-duodenobulboskopie zur Klärung der Diagnose durchgeführt. Es findet sich ein Ulcus duodeni an der Bulbushinterwand im floriden Stadium. Einleitung der Akuttherapie mit GASTRAX 300 mg nocte (Nizatidin). Nach einer Woche sind die Schmerzen fast völlig verschwunden, die Patientin kann bereits in der dritten Therapiewoche ihre Arbeit wieder aufnehmen.

Durch die Gespräche mit der Patientin bei den Kontrolluntersuchungen läßt sich folgender Hintergrund herausarbeiten:

Zur Auslösesituation des Ulcus duodeni gibt sie an, daß sie als Chefsekretärin unter Arbeitsdruck geraten sei – trotz Entlastung durch eine Kollegin, die sie eingearbeitet habe. Die Umstellung auf elektronische Datenverarbeitung sei ihr schwergefallen, sie habe sich dabei nicht sehr geschickt angestellt, inzwischen sei sie jedoch mit den Problemen vertraut. Zur gleichen Zeit habe sie einen neuen Chef bekommen, was „die übliche Umstellung" erfordert habe.

Beim Eingehen auf ihre Ernährungsgewohnheiten fällt auf, daß sie während der Arbeit nur eine kleine Sandwich-Pause einlegt, die dennoch häufig gestört wird. Am Ende des Tages habe sie das Gefühl, effektiv wenig geleistet zu haben und dennoch „fix und fertig" zu sein. Die Qualität dieser Erschöpfung wird im weiteren Gesprächsverlauf genauer analysiert. Die Patientin wehrt zunächst die Beziehungsaspekte ab, die durch den Wechsel des Chefs gegeben waren, und sieht ihre Probleme rein instrumentell auf der „Computer-Ebene". Immer stärker kommen jedoch persönliche Aspekte zum Vorschein: Die erschöpfende Arbeit ist früher mit mehr Bestätigung und Anerkennung verbunden gewesen, das Bedürfnis nach Selbstachtung besser gestillt worden. Ihren früheren Chef hat die Patientin idealisieren können: er pflegte einen betont seriösen, kontrollierten Umgangsstil, war eine Respektsperson. Ihr Selbstwertgefühl erweist sich als stark von äußerer Anerkennung abhängig. Ihr Anerkennungshunger wird unter dem neuen Chef zur „Scheinfütterung": Sie erlebt ihn als Arbeitstier, ständig fordernd und von Hektik getrieben. Sie hat das Gefühl, ihm mit Wünschen oder längeren Ausführungen auf die Nerven zu gehen, sie fühlt sich von ihm „kurzgeschlossen". Dennoch imponiert ihr seine große Arbeitskapazität; hinter dieser Bewunderung kann sie ihre Enttäuschung nur schwer wahrnehmen. Es wird deutlich, daß sie sich sehr gekränkt gefühlt hat, als sie bei der Umstellung auf EDV von ihrer neuen, 10 Jahre jüngeren Mitarbeiterin „überholt" wurde. Da diese sich sehr höflich verhält, kann die Patientin keinen Ärger ihr gegenüber äußern, jedoch empfindet sie sich deutlich von ihrer Kollegin in den Schatten gestellt. Die damit verbundenen Neidgefühle sind ihr bislang nicht bewußt.

Bei der Besprechung der Eingebundenheit in die Gruppe fällt auf, daß die Arbeit das Leben der Patientin weitgehend ausfüllt, und daß in den 20 Jahren der Tätigkeit im Vorzimmer die Berufstätigkeit ihr die wesentlichen sozialen Kontakte vermittelt hat. Als alleinstehende Frau hatte sie sich eine Ersatzfamilie im Betrieb aufgebaut, die Erinnerungen an ihr eigenes Familienleben sind negativ besetzt: Sie wuchs mit ihren beiden Schwestern bei der Mutter auf, nachdem der Vater verstorben war, und mußte als Älteste die Mutter im Überlebenskampf unterstützen. Sie erlebte ihre Kindheit als entbehrungsreich, Platz für Entspannung und Fürsorglichkeit gab es nicht. Der Mutter brachte sie einhellige Bewunderung entgegen, bis heute kann sie keine zwiespältigen Gefühle ihr gegenüber zulassen.

Das beratende Gespräch versetzt die Patientin in die Lage, die „Ulkus-Pause" zu nützen und die Arbeitswelt wie auch ihre Beziehungsverstrickungen aus größerer Distanz zu betrachten. Sie versteht besser, wie sie in einer Eskalationsspirale immer mehr Kraft und Zuwendung aufbringen mußte, in der Hoffnung, selbst mehr davon zurückzuerhalten. Im gleichen Maße jedoch, wie die emotionale „Fütterung" ausblieb, blieb auch ihr Anerkennungshunger ungestillt. Schließlich bricht die Idealisierung ihres Chefs zusammen, damit aber auch ihr eigenes Selbstwertgefühl. Sie muß nun dahin geführt werden, ihre Selbstachtung auf die eigene Person zu gründen und sich einen Freiraum zu schaffen, innerhalb dessen sie in der Lage ist, erfüllbare Ansprüche an sich selbst zu stellen.

Fragen zum Abschluß der Lernstufe I

Frage 1:

Welche pathogenetische Faktoren kennen Sie für
a) die Refluxösophagitis?
b) das Ulcus ventriculi?
c) das Ulcus duodeni?
d) Welchen Faktoren kann bei allen 3 Erkrankungen eine pathogenetische Bedeutung zugeschrieben werden?

Frage 2:

a) Lassen Ulkuspatienten typische Persönlichkeitsmerkmale und Fehlhaltungen erkennen?
b) Kann den Einzelfaktoren oder nur dem Zusammenwirken der Faktoren eine pathogene Bedeutung zuerkannt werden?

Frage 3:

Welche zeitlichen und regionalen Unterschiede im Auftreten der Ulkuskrankheit sind Ihnen bekannt und wie hoch schätzen Sie die jährliche Anzahl an Erst- und Rezidivulzerationen in Deutschland?

Frage 4:

a) Können Ernährungsgewohnheiten und Genußmittel mit der Ulkuskrankheit in Zusammenhang gebracht werden?
b) Gibt es besondere Medikamente mit ulzerogener Potenz?

Weiterführende Literatur s. S. 81

Lernstufe II

Praxisnahe Diagnostik peptischer Erkrankungen

- **Klinisches Beschwerdebild –
  welche Symptome sind charakteristisch?**

  - Die Anamnese des Ulkuspatienten –
    worauf sollte geachtet werden?
  - Wie lassen sich Konfliktzusammenhänge
    und Auslösesituationen diagnostisch erfassen?
  - Besonderheiten der Arzt-Patient-Beziehung
    bei der Ulkuskrankheit
  - Typische Befunde der körperlichen Untersuchung –
    Leitsymptome

- **Apparative diagnostische Verfahren**

  - Röntgenuntersuchung
  - Röntgenuntersuchung mit Kontrastmitteln
  - Ösophago-Gastro-Duodenoskopie
  - Ausschluß maligner Prozesse
  - Diagnostik der Blutung als gastroduodenale Ulkuskomplikation

- **Funktionsteste zur Diagnostik peptischer Erkrankungen –
  meistens der Klinik vorbehalten**

  - Basale und stimulierte Magensaftanalysen
  - Der Insulintest
  - Bestimmung von Gastrin im Serum, Sekretintest
  - Diagnostik von Motilitätsstörungen, Refluxstudien
  - Praxisgerechtes diagnostisches Stufenschema

- **Fallbeschreibung zur Lernstufe II**

- **Fragen zum Abschluß der Lernstufe II**

Praxisnahe Diagnostik peptischer Erkrankungen

Klinisches Beschwerdebild –
welche Symptome sind charakteristisch?

Die vom Patienten angegebenen Beschwerden variieren erheblich bezüglich Art, Lokalisation, Dauer, Häufigkeit, Zeitpunkt des Auftretens und Abhängigkeit von Nahrungs- und Medikamenteneinnahme. Ihre Definition und Erfaßbarkeit sind oft schwierig.

Nach heutiger Auffassung werden die Beschwerden weniger durch den Säurereiz an der entzündlichen Läsion hervorgerufen, viel mehr spricht für das Vorliegen von Motilitätsstörungen. Da derartige Funktionsstörungen häufig auftreten, darf es nicht verwundern, wenn aufgrund der uncharakteristischen Symptome eine Refluxkrankheit der Speiseröhre nicht leicht von einem peptischen Ulkus zu unterscheiden ist. Symptome können auch über die Ulkusheilung hinaus bestehen bleiben, und manche Ulzera rezidivieren mit gänzlich anderen Beschwerden oder auch ohne jegliche Symptomatik.

Typische Beschwerden, welche die zuverlässige Erfassung der Erkrankung ermöglichen, sind oft nicht eindeutig zuzuordnen. Deshalb erscheinen für das Krankheitsbild **Symptomenkombinationen** noch am ehesten spezifisch.

So legen Aufstoßen, Sodbrennen und retrosternale Beschwerden die Wahrscheinlichkeit einer Refluxkrankheit nahe. Schmerzepisoden während des Tages oder längere Zeit andauernd, Brechreiz und Erbrechen zu Beginn der Erkrankung, Alter über 55 Jahre und Gewichtsverlust lassen an ein Ulcus ventriculi denken. Dagegen sprechen episodische und nächtliche Schmerzen, oft verbunden mit Streß-Situationen, Nikotinabusus, Schmerzlinderung durch Nahrungsaufnahme und normaler Appetit eher für das Vorliegen eines Ulcus duodeni. Eine charakteristische Symptomatik für die zuverlässige Unterscheidung peptischer Erkrankungen gibt es nicht. Wie Vergleichsuntersuchungen mit Patienten **ohne** peptische Läsion und mit ausschließlich funktionellen Beschwerden zeigen konnten, kann selbst die Abgrenzung einer manifesten Geschwürskrankheit erhebliche Probleme bereiten. Dies mag die nachfolgende Tabelle 1 verdeutlichen.

Die Prozentangaben sind für die entsprechenden Untergruppen berechnet. Zum Beispiel sind die Werte für „Erbrechen mit Schmerzlinderung" nur für die Gruppe der Patienten angegeben, bei denen das Erbrechen mehr als einmal wöchentlich vorkam.

Tabelle 1. Häufigkeit von Indikatoren (Symptome oder demographische Charakteristika) bei Patienten mit und ohne peptischem Ulkus und gesicherter Diagnose. (Nach Knill-Jones 1985)

Indikator	peptisches Ulkus (n = 319)	ohne peptisches Ulkus
Abdominalschmerz / Unwohlsein vorhanden	94 %	82 %
Schmerzepisoden	86 %	61 %
Epigastrischer Schmerz	77 %	53 %
Schmerzlinderung durch Nahrung	75 %	36 %
Schmerzlinderung durch Antacida	63 %	36 %
Hinweis auf Schmerzpunkt (mit dem Finger, nicht mit der flachen Hand)	42 %	26 %
Häufige nächtliche Schmerzepisoden und Linderung	38 %	10 %
Jahreszeitliche Schwankungen	30 %	11 %
Krankengeschichte länger als vier Jahre	40 %	20 %
Perforation in der Anamnese	7 %	2 %
Ulkusfälle in der Familie	49 %	31 %
Zigarettenrauchen	77 %	49 %
Sodbrennen	43 %	23 %
Erbrechen (einmal wöchentlich)	37 %	23 %
Erbrechen mit Schmerzlinderung	84 %	66 %
Sofortige Nahrungsaufnahme nach dem Erbrechen möglich	39 %	20 %

Das nicht selten erwähnte saisonale Auftreten der Beschwerden mit einem Gipfel im Frühjahr und Herbst wird mit der unterschiedlichen Arbeitsbelastung in Abhängigkeit von Tageslänge, Jahreszeit und Ferienmonaten in Zusammenhang gebracht.

Die Anamnese des Ulkuspatienten – worauf sollte geachtet werden?

Die sorgfältige Anamneseerhebung verlangt neben der Erfassung der akuten körperlichen Beschwerden auch die Betrachtung zurückliegender Ereignisse: so geben frühere Schübe der Erkrankung und evtl. erlebte Komplikationen wie Perforation oder Blutung wertvolle Hinweise auf das Vorliegen einer Ulkuskrankheit. Bei Erstmanifestation mit leerer Anamnese fehlen diese Angaben und deshalb gilt es dann besonders, das fast immer vorhande Konfliktpotential des Patienten behutsam herauszuarbeiten.

Besondere Vorsicht ist bei Patienten im höheren Lebensalter angebracht: ihre Rezidive sind häufig symptomarm und gehen oft mit sehr unspezifischen Beschwerden einher.

Wie lassen sich Konfliktzusammenhänge und Auslösesituationen diagnostisch erfassen?

Der Ulkuspatient leidet an Schmerzen und ist, wenn er deshalb den Arzt konsultiert, nicht darauf eingestellt, über seine psychosozialen Probleme zu sprechen. Mit der Aufforderung: „Erzählen Sie mir alles über Ihre Beschwerden;" kann der Arzt das Gespräch einleiten. Die Schmerzanamnese bietet Gelegenheit, Intensität und zeitliches Auftreten der Beschwerden zur aktuellen Lebenssituation in Beziehung zu setzen: Wie lange ging es dem Patienten gut, wie ist die jahres- und tageszeitliche Kopplung der Symptomatik, wodurch wurde die Symptomatik gebessert, was ist die subjektive Theorie für ihre Entstehung?

In der Ernährungsanamnese werden auch die Eßgewohnheiten angesprochen, was überleiten kann zur beruflichen Tageseinteilung und den Beruf selbst. Fragen wie: „Was hat sich Ihnen auf den Magen geschlagen?", „Was haben Sie heruntergeschluckt?", „Was ist unverdaulich?", zielen auf emotionale Belastungen.

Wichtige Themen der biographischen Anamnese sind:

- **Arbeitsbelastung und Erholungspausen,**
- **Qualität der Bezugsgruppe: Arbeitskollegen als „Ersatzfamilie",**
- **Drohende oder reale Lösung aus der Bezugsgruppe,**
- **Spannungen in Partnerschaft und Familie,**
- **Geborgenheit im sozialen Milieu oder Entwurzelung,**
- **Verhältnis von überaktiven zu passiven Bewältigungstechniken: ehrgeiziges, verantwortungssuchendes, hektisches Verhalten gegenüber Zügen der Abhängigkeit und Regression mit Depressivität, Suchtverhalten, Suizidgedanken.**

Gleichfalls wesentlich ist die Frage nach individuellen Wünschen („Was müßte sich ändern, damit Sie sich wieder wohlfühlen?") und Zukunftsperspektiven („Wie würden Sie leben, wenn die Krankheit abgeklungen ist?").

Spätere Gespräche beziehen sich stärker auf aktuelle Konflikte. Hier werden die dargestellten Themen wie Neid und Ärger, Scham und Stolz sowie uneingestandene Wünsche in biographischem Zusammenhang bearbeitet.

Besonderheiten der Arzt-Patient-Beziehung bei der Ulkuskrankheit

Ein starres Vorgehen, welches vordergründig auf die Abklärung des Organischen drängt, birgt die Gefahr, psychotherapeutisch verwertbare Angebote des Patienten zu übergehen und wesentliche Informationen, etwa die genannten zeitlichen Verknüpfungen, ungenutzt zu lassen. Der Arzt verzichtet damit auch auf die Möglichkeit, die Arzt-Patient-Beziehung von Anfang an therapeutisch zu gestalten, während der Patient unter Opferung seiner Subjektivität auf mechanistische Vorgänge reduziert wird. Neben der intuitiven Annahme der Beziehungsangebote des Patienten muß der Arzt auch seine eigenen Ängste, mit dem Patienten enger in Kontakt zu treten, erkennen und zu überwinden suchen.

Konflikte und lebensgeschichtliche Momente sollen zunächst nur sehr behutsam angesprochen werden. Der Arzt muß berücksichtigen, daß Patienten diese Zusammenhänge, soweit sie ihnen bekannt sind, in der Regel nachhaltig abwehren: Die meisten Patienten haben von Streßfaktoren im Hinblick auf das Ulkus gehört, lassen diese aber kaum für sich selbst gelten. Ulkuspatienten wählen stärker als andere organisch Kranke oder neurotische Patienten somatische Erklärungsmuster für ihre Krankheit. Dies kann den Arzt verleiten, sich ebenfalls nicht auf die psychosoziale Konfliktebene einzulassen. Arzt und Patient konvergieren dann in der Richtung einer somatisch-instrumentellen Sichtweise. Charakteristischerweise beurteilt der Ulkuspatient seinen Arzt vorwiegend unter Leistungsaspekten. Arztwechsel sind selten, die Patienten zeigen, solange die Ulkuskrankheit floride ist, ein anklammerndes Verhalten (Ahrens 1982 a, b). Auffällig ist das häufig zu beobachtende unterschiedliche Verhalten von Ulkuspatienten je nach der augenblicklich behandelten Krankheit: Waren sie früher einmal wegen des Ulkus in stationärer Behandlung, verhielten sie sich meist ruhig und gefügig; werden sie hingegen wegen anderer Erkrankungen, etwa einer Fraktur, in das Krankenhaus aufgenommen, fallen sie nicht selten durch querulatorisches Verhalten und mangelhafte Kooperationswilligkeit auf.

Typische Befunde der körperlichen Untersuchung – Leitsymptome

Typische Befunde und Leitsymptome sind bei der körperlichen Untersuchung i. allg. nicht zu erheben. Häufig werden die Schmerzen der Refluxkrankheit retrosternal und ohne Ausstrahlung lokalisiert, die Schmerzen des Magenulkus bevorzugt im linken Epigastrium, diejenigen des Duodenalulkus im Bereich des Epigastriums und rechts paraumbilikal. Die Abwehrspannung der Bauchdecken und kontinuierliche Schmerzen, die in den Rücken ausstrahlen, können eine beginnende Penetration signalisieren. Die körperliche Untersuchung dient bei Verdacht auf das Vorliegen peptischer Erkrankungen in erster Linie der Abgrenzung gegenüber anderen Erkrankungen, die ebenfalls nicht selten mit Oberbauchbeschwerden und anderen ähnlichen Symptomen einhergehen können. Hierzu zählen vor allem akute Erkrankungen im Bereich der Gallenwege, der Bauchspeicheldrüse und des übrigen Intestinaltraktes einschließlich der beginnenden Appendizitis.

Apparative diagnostische Verfahren

Röntgenuntersuchung

Bei akutem und schwerem Krankheitsbild ist auch heute noch die Abdomenleeraufnahme zur Organabgrenzung, zur Differentialdiagnose und insbesondere zum Nachweis einer Perforation gerechtfertigt. Oftmals steht am Beginn des Untersuchungsganges bei Notfallpatienten auch die Ultraschalluntersuchung, die vor allem Flüssigkeitsansammlungen, aber auch röntgennegative Konkremente zur Darstellung bringt. Beide Untersuchungsmöglichkeiten erfordern gerade bei akuten und schweren Oberbauchbeschwerden technisches Können und große Erfahrung. Die Untersuchungsmethoden können eine wertvolle Ergänzung und der erste Schritt in der Diagnostik des unklaren, akuten Oberbauchsyndroms sein.

Röntgenuntersuchung mit Kontrastmitteln

Die Standardmethode der röntgenologischen Untersuchung von Ösophagus, Magen und Duodenum ist die Kontrastmitteldarstellung mit Durchleuchtung und Dokumentation. Aufgrund des diagnostischen Aussagewertes und der deutlich reduzierten Fehlerquote auf z. T. unter 10 % wird das **Doppelkontrastverfahren** für die Darstellung von Magen und Duodenum bevorzugt. Die Untersuchungstechnik erfordert dabei nicht nur einen höheren technischen Aufwand, sondern stellt auch besondere Anforderungen an die Mitarbeit des Patienten. In der Praxis hat die Röntgenuntersuchung zur Beurteilung von Stenosen, Fistelbildungen und Nischen im Bereich des oberen Gastrointestinaltraktes zweifelsohne einen besonderen Aussagewert.

Bei sorgfältiger Technik, Erfahrung des Radiologen und fehlendem Zeitdruck wird nur selten ein peptisches Ulkus übersehen. Bei eingeschränkten Voraussetzungen dürfte die Trefferquote dagegen eine Einschränkung von nahezu 30 % erreichen. Mit diesem Verfahren läßt sich nur mit Hilfe indirekter und z. T. weniger spezifischer Zeichen eine Abgrenzung gegenüber der Ulzeration eines Malignoms vornehmen. Dagegen können maligne Wandinfiltrationen mit Motilitätsstörungen und die Abklärung postoperativer Syndrome mit z. T. unklaren Funktionszuständen mit Hilfe der Röntgendiagnostik gut erfaßt und vor allem auch besser dokumentiert werden.

Insgesamt stellt das Röntgenverfahren eine zwar technisch aufwendige, aber komplikationsarme Untersuchungsmethode dar, die bei akutem und schwerem Krankheitsbild sowie zur Beantwortung besonderer Fragestellungen herangezogen wird. Aufwand, Strahlenbelastung und Kosten lassen die Röntgenuntersuchung für die Verlaufskontrolle peptischer Erkrankungen weniger geeignet erscheinen.

Ösophago-Gastro-Duodenoskopie

Die exakte Beurteilung der Schleimhautverhältnisse von Ösophagus, Magen und Duodenum mit der Möglichkeit der Biopsie und damit der Differentialdiagnose gegenüber malignen Erkrankungen ist nur mit Hilfe der Endoskopie möglich. In geübter Hand und bei Mehrfachbiopsien ist die Trefferquote auch von Frühkarzinom und exulzeriertem Malignom in nahezu 100 % der Fälle gegeben. Die Endoskope moderner Bauart erlauben die Beurteilung sämtlicher Abschnitte im oberen Gastrointestinaltrakt. Die Untersuchung ist i. allg. in Rachenanästhesie und ohne großen zeitlichen Aufwand durchführbar.

Zur Beurteilung entzündlicher Veränderungen im Bereich des unteren Ösophagus, zur Feststellung eines peptischen Ulkus in Narbengewebe oder Nischen, für die feingewebliche Untersuchung und ggf. für eine parasitologische, bakteriologische oder mykologische Untersuchung ist die Endoskopie unerläßlich.

Ausschluß maligner Prozesse

● **Ulcus duodeni – nur selten maligne**

Wie die Ergebnisse von Umfragen in gastroenterologischen Zentren ergeben haben, kann das Ulcus duodeni als gutartig angesehen werden. In nur etwa 0,024 % ergab die histologische Untersuchung ein Malignom. In der Mehrzahl der Fälle handelt es sich zudem um Metastasen eines benachbarten Organbefalles und um maligne Lymphome. Auf die endoskopische Verlaufskontrolle mit Biopsie kann deshalb bei makroskopisch unauffälligem Befund verzichtet werden.

● **Vorsicht beim Ulcus ventriculi – Magenkarzinom ausschließen!**

Gänzlich anders zu bewerten sind Verdacht und Vorliegen eines Magenkarzinoms. Bei radiologischem Verdacht ist die Endoskopie zwingend erforderlich. Da Frühkarzinome exulzerieren können und nicht selten auch kleine, relativ unauffällige Magengeschwüre in Wirklichkeit fortgeschrittene Magenkarzinome darstellen, sind bioptische Mehrfachuntersuchungen unerläßlich. In mehreren Studien konnte außerdem nachgewiesen werden, daß vor allem bei rezidivierenden Ulzerationen in einem erhöhten Maße Dysplasien auftreten und maligne Geschwüre vorübergehend sich verkleinern oder sogar scheinbar abheilen können. Es genügt deshalb nicht die makroskopische Beurteilung, sondern auch bei Kontrolle und nach Abheilung sollte im Bereich des nachgewiesenen Ulkus stets biopsiert und die histologische Sicherung vorgenommen werden. Allein mit Hilfe der Endoskopie mit zusätzlicher Biopsie kann auch in einem Frühstadium das Magenkarzinom rechtzeitig gefunden und operiert werden.

Diagnostik der Blutung als gastroduodenale Ulkuskomplikation

Bei Vorliegen einer Blutung aus dem oberen Magen-Darm-Trakt kann die Lokalisation der Blutungsquelle nur mit Hilfe der Endoskopie erfaßt werden. Als hauptsächliche Ursachen kommen erosive Läsionen, gastroduodenale Ulzerationen und Ösophagusvarizen in über 70 % der Fälle in Betracht. Maligne Erkrankungen sind demgegenüber seltener die Blutungsquelle. Für die Beurteilung der gastroduodenalen Blutungsaktivität hat sich die Einteilung nach **Forrest** bewährt. Dabei wird die arterielle Blutung mit einer Häufigkeit von etwa 20 % als **Typ Ia** bezeichnet; wegen des hohen Risikos mit einer Todesrate von über 50 % muß die Notfalloperation unverzüglich vorgenommen werden. Als Forrest **Typ Ib** wird eine aktive Sickerblutung bezeichnet, ihre Inzidenz liegt mit etwa 10 % relativ niedrig und auch die Todesrate beträgt nur etwa 15 %. Eine eher konservative Einstellung mit entsprechenden Maßnahmen einschließlich endoskopischer Methoden ist oft nur vorübergehend unter besonderen Bedingungen zu vertreten.

Frühzeitige Operation ist anzustreben bei

- **entsprechender Vorgeschichte,**
- **Lokalisation im Bereich der Bulbushinterwand,**
- **älteren Patienten mit Zusatzerkrankungen,**
- **Vorliegen einer seltenen Blutgruppe.**

Als Forrest **Typ II** wird eine zum Zeitpunkt der Untersuchung zwar inaktive Blutungssituation, aber mit Vorliegen besonderer Abnormalitäten, wie sichtbarem Gefäßstumpf oder Koagelbildung, bezeichnet. Forrest **Typ III** beschreibt eine Läsion ohne Zeichen einer kürzlichen Blutung. In beiden Fällen der nichtaktiven Blutung ist ebenfalls eine abwartende konservative Einstellung vertretbar. Unter entsprechenden individuellen Voraussetzungen sollte aber auch in diesen Fällen die Frage einer elektiven Operation im Rahmen eines interdisziplinären Vorgehens beurteilt und entschieden werden. Zahlreiche Studien der vergangenen Jahre machen deutlich, daß allein die frühzeitig einsetzende und konsequent durchgeführte Endoskopie mit der Möglichkeit der besseren Beurteilung der Blutungskriterien und spezieller Behandlungstechniken dazu beitragen kann, die lebensbedrohende Situation der gastroduodenalen Blutung besser zu beherrschen.

Funktionsteste zur Diagnostik peptischer Erkrankungen – meistens der Klinik vorbehalten

Basale und stimulierte Magensaftanalysen

Für die Diagnostik entzündlicher peptischer Erkrankungen des oberen Gastrointestinaltraktes spielen spezielle Funktionsteste vergleichsweise eine untergeordnete Rolle. Bei besonderer, z.B. wissenschaftlicher Fragestellung, oder bei Verdacht auf das Vorliegen seltener Erkrankungen sind derartige Untersuchungen aber hilfreich und gerechtfertigt. So läßt sich mit Hilfe der Magensaftanalyse eine basale und stimulierbare Hypersekretion und damit ein wichtiger diagnostischer Hinweis auf das Vorliegen eines Zollinger-Ellison-Syndroms erhalten.

Der Insulintest

Die Sekretionsanalyse im Rahmen des sog. Insulintestes gibt auch Auskunft darüber, ob eine durchgeführte Vagotomie ausreichend war. Bei Sekretionswerten über 5 mmol/h kann angenommen werden, daß die Vagotomie nicht umfangreich genug ausgeführt wurde. Einschränkend muß hinzugefügt werden, daß der Insulintest nur eine abschätzende Aussage erlaubt und wegen der provozierten Hypoglykämie nicht in allen Fällen möglich ist.

Bestimmung von Gastrin im Serum, Sekretintest

Der Verdacht auf das Vorliegen eines Zollinger-Ellison-Syndroms oder einer antralen G-Zell-Hyperplasie läßt sich vor allem durch die Bestimmung des Serumgastrinspiegels und ggf. mit Hilfe des sog. Sekretintestes erhärten. Die Hormonbestimmung ist heute ohne größere Schwierigkeiten möglich und erscheint vor allem bei multiplen und postoperativ auftretenden Rezidivulzerationen sinnvoll, da bei etwa 2–5 % der Fälle ein Gastrinom als Ursache festzustellen ist.

Diagnostik von Motilitätsstörungen, Refluxstudien

Für die Diagnostik unkomplizierter peptischer Läsionen spielen Motilitätsuntersuchungen keine Rolle. Sie sind zur Beantwortung wissenschaftlicher Fragestellungen gerechtfertigt, und selbst zur Beurteilung von Refluxbeschwerden bleiben derartige Verfahren entsprechend eingerichteten Spezialabteilungen vorbehalten. Auch Refluxmessungen mit Hilfe von Testmahlzeiten und speziellen Markern können nicht als Maßnahmen einer Routinediagnostik angesehen werden.

Praxisgerechtes diagnostisches Stufenschema

Die praktische Durchführung einer schrittweisen und den Erfordernissen
angepaßten Diagnostik der peptischen Ulkuskrankheit läßt sich übersichtlich
und am besten mit Hilfe des nachfolgenden Flußdiagrammes verdeutlichen
(Abb. 2).

Fallbeschreibung zur Lernstufe II

Es handelt sich um einen 40jährigen technischen Angestellten. Er ist starker
Raucher und im Vertrieb einer japanischen Firma in Deutschland tätig, viel
auf Reisen. Nach seiner Scheidung vor 2 Jahren wurden endoskopisch ein
Zwölffingerdarmgeschwür und ein Narbenbulbus festgestellt.

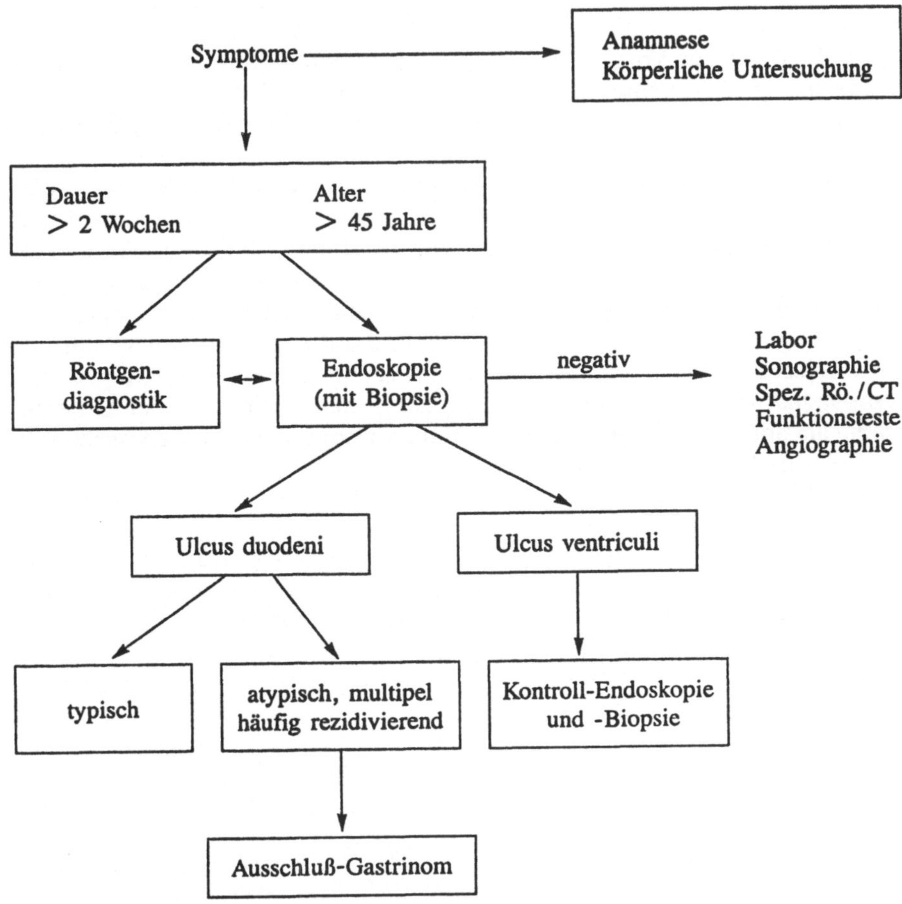

Abb. 2. Rationelles Diagnostikschema

14 Tage vor der Wiedervorstellung traten erneut brennende, aber auch z. T. kolikartige und bohrende Schmerzen während des Tages, vorwiegend nüchtern, aber auch nachts auf, die durch Nahrungsaufnahme sich nur wenig besserten. Im Verlauf der sich steigernden Schmerzen war die zunächst paraumbilikale Lokalisation der Schmerzsymptomatik weniger deutlich und es traten wie vor 2 Jahren Schmerzen im Rücken bzw. Ausstrahlungen von vorne bis in den Rücken auf. Die bisherigen therapeutischen Maßnahmen hatten nur eine vorübergehende Linderung der Symptomatik erbracht. Die Übelkeit ist zurückgegangen, Erbrechen bestand nicht.

Der körperliche Untersuchungsbefund ergab lediglich paraumbilikal und im Bereich des Epigastriums eine spontane und auf Druck ausgelöste Schmerzhaftigkeit bei sonst unauffälligen Verhältnissen und Darmgeräuschen im Abdominalbereich. Auch die übrige physikalische Untersuchung zeigte keinen auffallenden Befund, es bestand lediglich der Hinweis auf eine Neigung zu eher erniedrigten Blutdruckwerten mit RR 115/70 mm Hg.

Bei körperlich guter Belastbarkeit und gelegentlicher sportlicher Aktivität fand sich ein regelmäßger Ruhepuls von 62/min.

Im Hinblick auf Vorgeschichte und Untersuchungsbefund ergab sich der Verdacht auf ein erneutes akutes gastroduodenales Ulkus. Dieser Verdacht wurde auch von dem Patienten geäußert, und er kam bereits nüchtern zur ambulanten Vorstellung.

Nach Aufklärungsgespräch und Rachenanästhesie wurde die Ösophago-Gastro-Duodenoskopie durchgeführt. Es zeigte sich dabei im Bereich der Bulbushinterwand (25–40% der Fälle) ein 1,5 bis maximal 2 cm im Durchmesser großes und maximal 2 mm tiefes Ulkus von runder Form (60–70% der Fälle). Das Ulkus war mit einem gelblich-grünlichen Belag versehen, die Umgebung zeigte ein intensives Erythem und nur eine geringfügige narbige Deformierung. Die Schleimhautverhältnisse im Bereich von Magen und Ösophagus waren unauffällig, der Magensaft zum Zeitpunkt der Untersuchung am späten Vormittag reichlich und aufgrund eines duodeno-gastralen Refluxes mäßig gelblich verfärbt.

Diagnosestellung: Akutes, relativ großes Ulcus duodeni. Im Hinblick auf die kontinuierliche Schmerzsymptomatik, die Ausstrahlung der Schmerzen in den Rücken und die Lokalisation an der Hinterwand sollte an die Möglichkeit einer drohenden Blutung und Perforation gedacht werden. In der medizinischen und sozialen Vorgeschichte finden sich ein Nikotinabusus sowie eine starke berufliche und private Belastung mit Konfliktsituationen, die beim therapeutischen Vorgehen zu berücksichtigen sind.

Fragen zum Abschluß der Lernstufe II

Frage 1:

a) Gibt es eine ulkustypische Symptomatik und welche Symptome charak-
terisieren Refluxkrankheit, Ulcus ventriculi und duodeni?
b) Wie lassen sich die Erfassung psychischer Stigmatisierung und die Arzt-
Patienten-Beziehung verbessern?

Frage 2:

Kennen Sie außer den beschriebenen Untersuchungstechniken (Endoskopie, Röntgen) Methoden, die im Rahmen der erweiterten Diagnostik sinnvoll erscheinen?

Frage 3:

Halten Sie unter besonderen Voraussetzungen eine radiologische oder endoskopische Diagnostik für **unnötig** und welche würden dies rechtferti-
gen?

Frage 4:

Welche Voraussetzungen wären für Sie andererseits mit Sicherheit Anlaß für
die Durchführung einer Röntgenuntersuchung **und** einer Ösophago-Gastro-
Duodenoskopie?

Weiterführende Literatur s. S. 81

Lernstufe III

Medikamentöse Therapie

- *Grundprinzipien für die Kurzzeit- und Langzeittherapie*

- *Welche Therapeutika stehen zur Verfügung?*

- *Antazida*

  - Welche Neutralisationskapazität wird benötigt?
  - Moderne Antazida binden nicht nur Säure –
    komplexer Schutz der Schleimhaut
  - Kurzzeit- und Langzeittherapie
  - Nebenwirkungen besonders bei Langzeitmedikation beachten;
  - Veränderte Resorption und Elimination
    von anderen Medikamenten unter Antazida

- *Sucralfat*

  - Kurzzeit- und Langzeittherapie
  - Nebenwirkungen

- *Wismut*

  - Kurzzeit- und Langzeittherapie
  - Nebenwirkungen

- *Systemisch wirksame, sekretionshemmende Substanzen*

- *Anticholinergika* (Antimuskarinika)

  - Kurzzeit- und Langzeittherapie –
    Schmerzlinderung oft unzureichend
  - Nebenwirkungen

● **Prostaglandin-Analoga**

  ● Kurzzeit- und Langzeittherapie
  ● Nebenwirkungen

● **Histamin-H$_2$-Rezeptor-Antagonisten**

  ● Die Entwicklung der H$_2$-Blocker – Verbesserungen schrittweise
  ● Kurzzeit- und Langzeittherapie
  ● Warum soll die Magensäure nachts gehemmt werden?
  ● Nebenwirkungen – bei den H$_2$-Blockern
    der 2. Generation deutlich gesenkt

● **Substituierte Benzimidazole**

  ● Kurzzeit- und Langzeittherapie
  ● Nebenwirkungen – viele offene Fragen zum Sicherheitsprofil
  ● Kenntnisstand über Hypergastrinämie – noch unzureichend

● **Prokinetika**

  ● Welche Wirkungen haben Prokinetika?

● **Besonderheiten in der Behandlung peptischer Läsionen
  des oberen Gastrointestinaltraktes**

  ● Welche Vorteile bieten Medikamenten-Kombinationen?
  ● Welche Therapie bei akuten Streßläsionen?
  ● Gibt es das therapieresistente Ulkus,
    und welche Therapiemöglichkeiten kommen in Betracht?
  ● Welche prophylaktischen Maßnahmen
    haben sich beim Ulkusrezidiv bewährt?
  ● Welche therapeutischen Möglichkeiten
    gibt es für die Ulkuskomplikation?

● **Fragen zum Abschluß der Lernstufe III**

Medikamentöse Therapie

Grundprinzipien für die Kurzzeit- und Langzeittherapie

Im Abschnitt I des Gastro-Lernkollegs waren wir in der Pathogenese der peptischen Läsionen des oberen Gastrointestinaltraktes von einem zum Großteil noch ungeklärten und multifaktoriellen Geschehen ausgegangen. Für diese Annahme sprechen auch die zahlreichen klinischen Studien, die mit z. T. recht unterschiedlichen Ansätzen vergleichbar gute Therapieerfolge feststellen konnten. Die angestrebten Therapieziele sind dabei für den akuten Ulkusschub und die chronisch rezidivierende Ulkuskrankheit gleich:

- **Beseitigung der klinischen Symptomatik,**
- **Beschleunigung der Ulkusheilung,**
- **Verhütung von Komplikationen und Rezidiven.**

Nur z. T. erfüllen die bisher bekannten und handelsüblichen Therapeutika diese Kriterien. So führen nicht alle Medikamente zu einer raschen Schmerzbeseitigung, und bezüglich der Heilungstendenz profitieren hauptsächlich jüngere und männliche Ulcus-duodeni-Träger von den Therapiemaßnahmen. Keine der heute angewandten therapeutischen Möglichkeiten vermag die Ulkuskomplikationen und die Rezidivneigung zu verhüten.

Aufgrund entsprechender Krankenhausstatistiken hat sich die Komplikationsrate des peptischen Ulkus im vergangenen Jahrzehnt offenbar nicht entscheidend verbessert. Eine Senkung der Komplikationsrate dürfte jedoch durch eine konsequente Langzeitbehandlung mit H_2-Blockern möglich sein. Die Rezidivprophylaxe betrifft vor allem das Ulcus duodeni, eine entsprechende Verhütung von Ulkus-ventriculi-Rückfällen erscheint demgegenüber weniger erfolgreich zu sein.

Nicht nur die Therapieziele, sondern auch die denkbaren verschiedenartigen pathogenetischen Faktoren im Ulkusgeschehen sprechen heute für eine therapeutische Strategie, die verstärkt auf die Erfordernisse des Einzelindividuums abgestellt ist, und zwar sowohl im Hinblick auf eine erforderliche Kurzzeit- und Langzeittherapie als auch eine Vermeidung möglicher Nebenwirkungen. Die Kenntnis von Wirkprofil, Dosierung und Effektivität der einzelnen Arzneimittel ist damit die Voraussetzung für die jeweilige Therapiewahl und den Behandlungserfolg.

Welche Therapeutika stehen zur Verfügung?

Im wesentlichen lassen sich zwei Hauptgruppen wirksamer Therapeutika unterscheiden. Die erste Gruppe beinhaltet lokal wirkende, **die Schleimhaut schützende Präparate:**

- **Antazida,**
- **Sucralfat,**
- **Wismut.**

Die zweite Gruppe umfaßt **systemisch angreifende,** die gastrale Sekretion hemmende Substanzen:

- **Anticholinergika,**
- **Antimuskarinika,**
- **Prostaglandin-Analoga,**
- **Histamin-H_2-Rezeptor-Antagonisten,**
- **Benzimidazol-Derivate.**

Daneben gibt es noch eine Reihe recht unterschiedlicher Medikamente:

- **Gastro-Prokinetika,**
- **Carbenoxolon-Natrium,**
- **Succus liquiritiae,**
- **spezielle Psychopharmaka,**
- **Somatostatin-Analoga.**

Während Gastro-Prokinetika im Hinblick auf die bei einem Teil der Patienten vorliegenden Motilitätsstörungen sinnvoll und aufgrund erster Studien beim Magenulkus auch erfolgreich erscheinen, sind die übrigen genannten Substanzen von geringem Interesse. Ihre Wirksamkeit ist nicht hinreichend belegt und wird damit gering eingestuft. Zum anderen schränken die zu erwartenden Nebenwirkungen ihren Einsatz nicht unerheblich ein.

Antazida

Die Substanzgruppe der Antazida umfaßt stark und **schnell wirksame Basen:**

- **Natriumhydrogenkarbonat,**
- **Kalziumkarbonat,**
- **Magnesiumkarbonat,**
- **Magnesiumhydroxid.**

Schwache Basen wie

- **Aluminiumhydroxid,**
- **Magnesiumsilikatverbindungen,**
- **Gemische aus Aluminiumhydroxid- und Magnesiumhydroxid.**

Schichtgitter-Antazida

- **Hydrotalcid,**
- **Magaldrat.**

Die beiden zuletzt genannten Schichtgitter-Antazida sind nach außen elektrisch neutral und unlöslich in Wasser. Bei Anwesenheit von Säure erfolgt im Gegensatz zur Verwendung von Basen oder deren Gemische nur eine rasche pH-Anhebung auf Werte von 3–5 und damit werden mindestens 99 % der Magensäure abgepuffert. Eine in den alkalischen Bereich überschießende Reaktion tritt nicht ein, bei geringer Säureproduktion verhält sich die nicht verbrauchte Substanz als neutrale Reserve.

Welche Neutralisationskapazität wird benötigt?

Die im Handel befindlichen Präparate unterscheiden sich aber nicht nur bezüglich ihrer chemisch-physikalischen Struktur, sondern auch hinsichtlich ihrer **Neutralisationskapazität**. Während in früheren Jahren eine möglichst hohe Bindungskapazität gegenüber Säure gefordert wurde, sind nach neueren Untersuchungen bereits Antazidamengen zwischen 200 und 450 mmol ausreichend. Die Angabe der Neutralisationskapazität darf aber nicht als ausschlaggebendes Kriterium für die Wahl eines Antazidums herangezogen werden, da in Gegenwart von peptid- und aminosäurenhaltigem Magensaft ein Wirkverlust eintritt. Diesbezüglich sind vor allem vermehrt aluminiumhydroxidhaltige Präparate gefährdet. Aufgrund der besonderen Pufferwirkung im sauren pH-Bereich, ihrer Viskosität und pH-abhängigen Löslichkeitseigenschaften sind Schichtgitter-Antazida deshalb in vivo vergleichsweise stärker wirksam als einfache Basen oder deren Gemische.

Moderne Antazida binden nicht nur Säure – komplexer Schutz der Schleimhaut

Die Wirkung insbesondere der neuartigen Antazida beschränkt sich nicht auf die Säurepufferung in Magen und Duodenum. Als weitere für den Heilerfolg wichtige Eigenschaften kommen hinzu: die Verminderung der Pepsinaktivität, die Inaktivierung von Gallensäuren und Lysolezithin. Diese Verminderung der proteolytischen Aktivität und Bindung von Refluxmaterial scheint

vor allem bei Vorliegen einer gastralen Hyposekretion und damit beim Ulcus
ventriculi von Bedeutung zu sein. Darüber hinaus konnte nach Gabe von
Antazida die Freisetzung gastraler Prostaglandine E2 und I2 sowie eine Verminderung des Histaminspiegels im Gewebe beobachtet werden.

Nach neueren Erkenntnissen können Antazida somit nicht allein als säu-
rebindende Substanzen, sondern als Präparate mit der Möglichkeit eines
vielfältigen **lokalen Schleimhautschutzes** aufgefaßt werden. Als effektiv wird
eine Dosierung von 3- bis 4mal 1–2 Beutel oder Tabletten der jeweiligen
Substanz/Tag mit einer durchschnittlichen Neutralisationskapazität von 200
mmol angesehen. Die Resorption des jeweiligen neutralisierenden Prinzips
der Antazida im Magen-Darm-Trakt ist z. T. nicht unerheblich. So kann die
Resorption für Bikarbonat bis zu 100%, für Magnesium- und Kalziumver-
bindungen bis 10% bzw. 20% und für Aluminiumverbindungen etwa 1%
betragen. Auf die sich daraus ergebenden unerwünschten Wirkungen wird
später eingegangen.

Kurzzeit- und Langzeittherapie

Antazida führen rasch zu einer Schmerzlinderung. Bezüglich ihrer Heilerfolge wurden sie vielfach mit einer Plazebogabe und vor allem mit der
Effektivität der verschiedenen H_2-Rezeptor-Antagonisten verglichen. Selbst
niedrigdosierte Antazida erbrachten dabei praktisch identische Heilungsraten des Ulcus ventriculi und Ulcus duodeni im Vergleich zu Cimetidin und
Ranitidin, und zwar nach jeweils 2, 4, 6 und 8 Wochen Behandlungsdauer.
Darüber hinaus gibt es Anzeichen dafür, daß niedrigdosierte Antazidagaben
in Kombination mit H_2-Rezeptor-Antagonisten oder auch Anticholinergika
die Heilungsraten des peptischen Ulkus verbessern.

Der Einsatz von Antazida in der Langzeitbehandlung erscheint demgegenüber begrenzt. Allein die Notwendigkeit einer häufigeren Medikamenteneinnahme dürfte die Patienten-Compliance verschlechtern und die Dauer
der Verabreichung das Risiko von Nebenwirkungen erhöhen. In niedriger
Dosierung konnte in der Behandlung des Ulcus ventriculi bisher kein posi-
tiver Effekt nachgewiesen werden. Allerdings sind zwei Studien bekannt,
wonach die Rezidivrate unter einer Langzeitbehandlung mit Antazida deutlich geringer war als in der jeweiligen Plazebogruppe. Dabei waren die
Ergebnisse insgesamt mit den Heilungsquoten unter einer Gabe von Cimetidin durchaus vergleichbar.

Nebenwirkungen besonders bei Langzeitmedikation beachten!

Obwohl unter Einhaltung der angegebenen mittleren Dosierung über einen
Zeitraum von 3 Wochen keine signifikanten Änderungen des Elektrolyt- und
Säure-Basen-Haushaltes zu erwarten sind, sollten bei Gebrauch größerer

Antazidamengen und vor allem chronischer, ja oft jahrelanger Anwendung die möglichen Nebenwirkungen und Komplikationen beachtet werden:

- **Hypernatriämie,**
- **Hyperkalziämie,**
- **Hypermagnesiämie,**
- **chronisches Milch-Alkali-Syndrom,**
- **Nierensteinleiden.**

Dies gilt insbesondere bei Patienten mit renaler oder kardiovaskulärer Insuffizienz. Bei Verabreichung stark aluminiumhaltiger Präparate konnte darüber hinaus eine Ablagerung des Metalls in der Magenwand und in verschiedenen Geweben einschließlich Knochen- und Gehirngewebe nachgewiesen werden.

In der Literatur wird bei längerem Einsatz über eine aluminiuminduzierte Anämie, Osteomalazie und Enzephalopathie gerade bei Patienten mit eingeschränkter Nierenfunktion berichtet. Wenngleich aus pharmakokinetischer Sicht die Resorptionsraten bestimmter Antazida-Bestandteile gering sind, sollte vor allem bei älteren Patienten, bei Erkrankungen mit Leber- und Niereninsuffizienz sowie in der Langzeitverabreichung auf die Verwendung ausschließlich aluminiumarmer Präparate geachtet werden. Magnesiumhaltige Antazida führen in höherer Dosierung zu Diarrhoe, kalziumkarbonat- und aluminiumhydroxidhaltige Präparate, insbesondere bei Bettruhe sowie Nahrungs- und Flüssigkeitsbeschränkung, zu Obstipation.

Veränderte Resorption und Elimination von anderen Medikamenten unter Antazida

Antazida können durch Adsorptionsvorgänge und pH-Änderungen die gastrointestinale Aufnahme von Medikamenten, wie z.B. Antibiotika, Kortikosteroide, Digitalis, Eisen oder Kumarine, vermindern oder verzögern. Sie können die Ausscheidung durch die Niere verschlechtern, so z.B. für Novocain, Nikotin, Chloroquin oder Ammoniak. Da Anticholinergika nicht selten Bestandteil der Antazida sind oder zusätzlich rezeptiert werden, sollten auch ihre Kontraindikationen beachtet werden.

Sucralfat

Sucralfat ist eine salzartige, wasserunlösliche Verbindung von Aluminiumhydroxid und Saccharosesulfat. Bei pH-Werten unter 7 ist die Substanz negativ geladen und bindet sich vorzugsweise an positiv geladene und z.T. denaturierte Eiweiße im Ulkusbereich. Der gelartige Niederschlag bzw. Sucralfatproteinkomplex wirkt dem Eindringen der Magensäure entgegen. Als weitere Effekte werden absorbierende und damit neutralisierende Eigenschaften gegenüber Pepsin und Gallensäuren, eine Stimulation der Bikarbonatsekretion und eine Freisetzung von gastralen Prostaglandinen E2 angenommen. Auch die Wirkungsweise von Sucralfat ist damit vielgestaltig. Die Dosierung beträgt 2- bis 4mal 1 g oder 2mal 2g/Tag. Die Resorptionsrate ist gering.

Kurzzeit- und Langzeittherapie

Die schmerzstillende und heilungsfördernde Wirkung entspricht in etwa derjenigen der Antazida. Aufgrund vergleichender Untersuchungen ist die Wirksamkeit der Substanz einer Plazeboverabreichung deutlich überlegen. Mit Heilungsraten von 60 bis über 90 % nach 4- bis 6wöchiger Behandlung des Ulcus duodeni unterscheiden sich die Ergebnisse außerdem nicht signifikant von Heilungsraten nach Gabe von Cimetidin oder Ranitidin. Bei einer Behandlungsdauer des Ulcus duodeni von bis 12 Wochen sind die Heilungsquoten sogar noch eindrucksvoller. Entsprechende Ergebnisse in der Behandlung des Ulcus ventriculi sind allerdings weniger überzeugend.

In einer Dosierung von 1–3 g/Tag zeigt das Präparat eine mukosaprotektive Eigenschaft und scheint auch die Rezidivhäufigkeit des peptischen Ulkus zu mindern. In vergleichenden Studien betrug die Anzahl der Patienten, die nach Ablauf von 12 Monaten einer Sucralfat-Therapie noch in Remission waren, etwa 50 % gegenüber einem Anteil von nur durchschnittlich 15 % der Plazebogruppen.

Nebenwirkungen

Im allgemeinen sind schwerwiegende Nebenwirkungen nicht zu erwarten. Über Stuhlträgheit wird in 15–25 % der Fälle geklagt. In Einzelfällen treten auch Mundtrockenheit, Übelkeit, Schwindel, Exantheme und Durchfall auf. Eine systemische Aluminiumintoxikation erscheint eher unwahrscheinlich, da die Substanz nur gering resorbiert wird. Die Möglichkeit einer Aluminiumanreicherung im Gewebe muß aber bei Patienten mit einer renalen Ausscheidungsstörung beachtet werden. Da Sucralfat jeweils 1 Stunde vor den Mahlzeiten und damit auf leeren Magen eingenommen wird, um seine schleimhautprotektiven Eigenschaften entfalten zu können, bestehen i. allg. keine Interaktionen mit anderen Medikamenten.

Wismut

Das kolloidale Wismutsubcitrat ist eine wasserlösliche komplexe Salzverbindung; basisches Wismutsalicylat, basisches Wismutnitrat und basisches Wismutgallat sind dagegen wasserunlöslich. Im sauren Magensaft entstehen neue unlösliche Verbindungen wie z. B. Wismutoxichlorid. Wismutverbindungen sind in der Lage, die Pepsin- nicht aber die Säuresekretion des Magens zu hemmen, die Mukusqualität zu verbessern und Komplexe mit Protein und Mukoglykoproteinen zu bilden. Sie stärken somit die defensiven Mechanismen der Schleimhaut. Hauptsächlich wird den Wismutverbindungen ein bakterizider Effekt auf die Schleimhautbesiedelung mit Helicobacter pylori zugeschrieben. Die Präparate werden üblicherweise in einer Dosierung von 2mal 2 Tabletten/Tag verabreicht. Wismutverbindungen unterliegen der instestinalen Resorption. Diese ist beim Wismutsalicylat nur schwach ausgeprägt. Wismutsalze werden in der Schleimhaut eingelagert und auch die Plasmaspiegel weisen auf eine gewisse Kumulation hin. Nach Absetzen der Präparate erfolgt die Ausscheidung innerhalb von 2–4 Wochen vorwiegend renal.

Kurzzeit- und Langzeittherapie

Die Schmerzlinderung tritt unter wismuthaltigen Präparaten nicht sofort in vollem Umfang ein. Ihre heilungsfördernden Eigenschaften konnten in zahlreichen kontrollierten Studien nachgewiesen werden. Bei einer Behandlungsdauer von 4–6 Wochen liegen die Heilungsraten des Ulcus ventriculi und duodeni zwischen 50 und 96%, diejenigen der jeweiligen Plazebogruppe zwischen 8 und 43%. Auch finden sich ähnlich gute Resultate im Direktvergleich mit den H_2-Rezeptor-Antagonisten Cimetidin und Ranitidin. Die Studien deuten ferner darauf hin, daß im Vergleich zu den beiden genannten H_2-Blockern die Ulzerationen unter der Wismuttherapie effektiver abheilen und die nachfolgende Rezidivquote geringer ist. Die wahrscheinlichste Erklärung ist eine Hemmwirkung auf das Wachstum von Helicobacter pylori. Hierfür spricht die Beobachtung, daß die Wirksamkeit der Wismutpräparate im Gegensatz zu einer H_2-Blocker-Therapie mit der Intensität der Schleimhautbesiedelung durch Helicobacter pylori verknüpft zu sein scheint. Die völlige Keim-Eradikation gelingt mit Wismutsalzen allerdings nur in 10–30% der Fälle. Ein deutlich höherer Prozentsatz der anhaltenden Keim-Eradikation ließe sich durch eine antibiotische Kombinationstherapie mit z. B. Amoxicillin und Metronidazol erreichen.

Nebenwirkungen

Wismutpräparate können zu Schwarzfärbung der Schleimhäute, Zähne und des Stuhles führen und so eine Meläna vortäuschen. Wismut kann bei exzessiver Einnahme neurotoxisch wirken. Bei Vorliegen einer eingeschränkten Nierenfunktion muß mit einem über die Sicherheitsgrenze von 100 µg/l erhöhten Blutspiegel gerechnet werden. Da auch die Anionen der Wismutsalze nahezu vollständig resorbiert werden, müssen deren Nebenwirkungen ebenfalls beachtet werden. Generell sollte die Wismut-Tagesdosis von 1,5 g nicht überschritten werden, die Bahndlungsdauer auf 4 bis maximal 8 Wo-

chen beschränkt bleiben und eine Auswaschphase von 2 Monaten am Ende
der Wismuttherapie angeschlossen werden.

Systemisch wirksame, sekretionshemmende Substanzen

Anticholinergika (Antimuskarinika)

Physiologischerweise führt die Vaguserregung über eine Histaminfreisetzung
an der Parietalzelle zur Sekretion von Salzsäure. Tierexperimentell konnte
außerdem ein direkter vagaler Einfluß an der Parietalzelle über m-Cholino-
zeptoren gefunden werden. Zum besseren Verständnis der Angriffspunkte
systemisch und lokal wirksamer Pharmaka dient die Abbildung 3.
   Sie zeigt die schematische Darstellung einer Belegzelle mit den drei heute
bekannten serosalen Rezeptoren für:

- **Gastrin,**
- **Histamin,**
- **Azetylcholin.**

   Daneben veranschaulicht sie die komplexen intrazellulären Vorgänge in
der Belegzelle sowie die Angriffsorte von Omeprazol und Prostaglandinen.

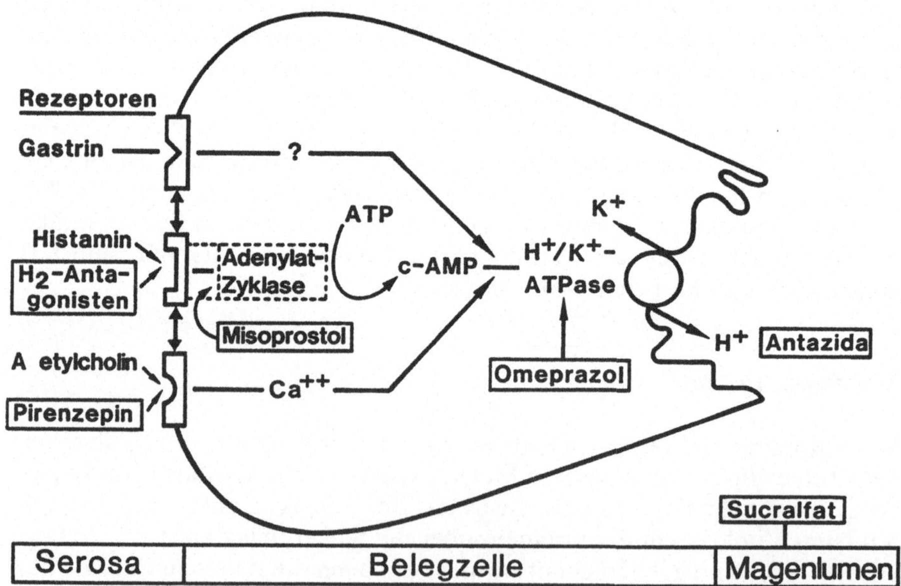

Abb. 3. Schematische Darstellung einer Belegzelle. Eingezeichnet sind die Angriffsorte für
H$_2$-Rezeptorantagonisten, Pirenzepin, Misoprostol, Omeprazol, Antazida und Sucralfat.
(Nach W. Schunack)

Außerhalb der Belegzelle im Magenlumen bzw. auf der Mukosa selbst wirken die Antazida und das Sucralfat.

Bei Verabreichung akzeptabler Dosierungen führen die selektive und die kompetitive Hemmung muskarinischer Rezeptoren zu einer Verminderung der Pepsinsekretion, weniger zu einer Beeinträchtigung der intragastralen Säuresekretion. Als tertiäre Anticholinergika sind Atropin oder L-Hyoscyamin u.ä. bekannt. Unter den quartären halbsynthetischen oder synthetischen Ammoniumverbindungen sind vor allem Pirenzepin und Telenzepin wenig lipophil und zeigen deshalb vergleichsweise deutlich weniger zentrale Nebenwirkungen. Als Dosierung werden für Pirenzipin 2- bis 3mal 50 mg/Tag empfohlen. Nach oraler Verabreichung werden nur 20 % der Pirenzepindosis systemisch wirksam, die Metabolisierung erfolgt nur zu etwa 10 %. Die Ausscheidung erfolgt zu gleichen Teilen über das Gallenwegsystem und die Nieren. Die Halbwertszeit wird im Durchschnitt mit 10 Stunden angegeben, so daß eine zweimalige Tagesdosis für Pirenzepin ausreicht. Die Substanz Telenzepin ist noch nicht im Handel.

Kurzzeit- und Langzeittherapie – Schmerzlinderung oft unzureichend

Antimuskarinika führen wie Wismutpräparate zu einer nur zögernd einsetzenden Schmerzlinderung. Beim Ulcus duodeni sind die bisher publizierten Heilungsraten den Resultaten einer Behandlung mit H_2-Rezeptor-Antagonisten vergleichbar. In verschiedenen Studien zeigen Cimetidin und Ranitidin jedoch eindeutig bessere Ergebnisse. Beim Ulcus ventriculi erscheint die Wirksamkeit dieser Substanzgruppe bisher wenig überzeugend. Aufgrund der Literatur gibt es jedoch Hinweise, daß eine Kombination von Anticholinergika mit Antazida oder H_2-Rezeptor-Antagonisten von Vorteil in der Behandlung des peptischen Ulkus sein kann.

Die Gruppe der Anticholinergika erscheint wegen der zu erwartenden Nebeneffekte für eine Dauerbehandlung wenig geeignet. In einigen Studien konnte jedoch eine Überlegenheit im Vergleich mit der Plazebogabe aufgezeigt werden. Verglichen mit einer Cimetidinbehandlung waren die Rezidivraten aber eher höher.

Nebenwirkungen

Bei parenteraler oder hochdosierter Gabe verursachen auch die neu entwickelten Präparate ähnlich unerwünschte Nebenwirkungen wie die bisher bekannten Anticholinergika, einschließlich tachykarder Herzrhythmusstörungen. In der angegebenen oralen Dosierung werden Mundtrockenheit in etwa 20 % der Fälle, Sehstörungen in 5 bis über 13 % angegeben. Ferner können Miktionsstörungen und Obstipation auftreten. Vorsicht erscheint auch bei Vorliegen einer Magen-Darm-Stenose und einer Refluxösophagitis geboten.

Prostaglandin-Analoga

Die endogene Produktion von Prostaglandinen beeinflußt nachweisbar die gastro-duodenale Sekretion, d. h. die Bikarbonatsekretion wird angeregt, die Säuresekretion dagegen gehemmt. Prostaglandine wirken außerdem positiv auf die Durchblutung und die Reparationsmechanismen der Schleimhaut. Die Prostaglandine zeigen im Tierexperiment nahezu dramatische zytoprotektive Eigenschaften. Beim Menschen erscheint es demgegenüber jedoch eher unwahrscheinlich, daß ein Prostaglandinmangel für die Entstehung des peptischen Ulkus einen echten prädisponierenden Faktor darstellt.

In pharmakologisch hoher Dosierung führen die Prostaglandin-Analoga zu einer Hemmung der Säuresekretion, die derjenigen von H_2-Rezeptor-Antagonisten in therapeutischer Dosierung äquivalent ist. Außerdem wird mit diesen Präparaten eine Aktivierung protektiver Mechanismen versucht. Die Dosierung beträgt üblicherweise für:

- Enprostil 2 x 35–70 µg/Tag,
- Arbaprostil 4 x 10 µg/Tag / 2 bis 4 x 40 µg/Tag,
- Trimoprostil 4 x 125 µg/Tag,
- Rioprostil 2 x 300 µg/Tag bzw. 1 x 600 µg/Nacht und für
- Misoprostol 4 x 50 bis 4 x 200 µg/Tag.

Die ersten vier Präparate sind in Deutschland **nicht** im Handel.

Nach oraler Einnahme erfolgt die Resorption rasch, und maximale Plasmakonzentrationen können bereits nach einer halben Stunde erreicht werden. Die Plasma-Eliminations-Halbwertszeit beträgt 20–40 Minuten, die der Metaboliten 1–2 Stunden. Die Ausscheidung erfolgt überwiegend renal.

Kurzzeit- und Langzeittherapie

Niedrige, lediglich zytoprotektiv wirkende Dosierungen der Prostaglandin-Analoga haben in der Ulkusbehandlung enttäuscht. Bei Verwendung höherer, säurehemmender Dosierungen kann jedoch eine Heilungstendenz der Gastritis und des Ulcus ventriculi sowie des Ulcus duodeni beobachtet werden. Die bisher veröffentlichten Ergebnisse zeigen, daß die Heilungsraten des Ulkus pepticum in etwa vergleichbar hoch, oder aber niedriger als nach einer Behandlung mit H_2-Rezeptor-Antagonisten liegen. Die Rezidivquoten nach initialer Therapie entsprechen denjenigen einer Behandlung mit H_2-Rezeptor-Antagonisten. Für den Einsatz in der Dauerbehandlung des peptischen Ulkus sind die Prostaglandin-Analoga wenig geeignet. Ausreichend belegte Langzeitstudien sind nicht bekannt. Soweit Erfahrungen vorliegen, kann von einer eher weniger gut ausgeprägten Rezidivprophylaxe im Vergleich zur Langzeitbehandlung mit H_2-Rezeptor-Antagonisten ausgegangen werden. Bei der Prophylaxe von Ulzera, die durch Antirheumatika hervorgerufen werden, haben sich Prostaglandin-Analoga bewährt.

Nebenwirkungen

Bei entsprechend höherer Dosierung und längerer Anwendung führen Prostaglandinverbindungen in ca. 10–15% der Fälle zu verschiedenartigen gastrointestinalen Motilitätsstörungen. So werden als Begleiterscheinungen Übelkeit, Erbrechen, abdominelle Schmerzen und vor allem Diarrhoe angegeben. Die Substanzen sind auch in der Lage, die Wehentätigkeit anzuregen, und sind deshalb während der Schwangerschaft kontraindiziert. Im Hinblick auf eine mögliche Erschlaffung der glatten Gefäßmuskulatur mit nachfolgender Hypotonie sollte die Anwendung bei zerebralen und koronaren Gefäßkrankheiten mit Vorsicht erfolgen. Wechselwirkungen mit anderen Pharmaka sind bisher nicht bekannt geworden.

Histamin-H$_2$-Rezeptor-Antagonisten

Die in der Magenschleimhaut lokalisierten Histamin-H$_2$-Rezeptoren spielen für die Säure- und Pepsinsekretion eine zentrale Rolle. So kann durch Blokkade dieser Rezeptoren die nahrungsabhängige, vagale und histaminstimulierte Säuresekretion gehemmt werden (Abb. 3). Die H$_2$-Rezeptor-Antagonisten hemmen kompetitiv die gastrale Säure- und Pepsinsekretion. Seit Anfang der 70er Jahre wurden mehrere Substanzgruppen entwickelt, die je nach Affinität zum Rezeptor auf molarer Basis wirksamer sind und deren Wirkung z. T. auch länger anhält. Entscheidende Vorteile lassen sich aber dadurch nicht ableiten. Auch ist nicht hinreichend belegt, ob den H$_2$-Rezeptor-Antagonisten eine mukoprotektive Eigenschaft zugeschrieben werden kann. Dies wäre dann neben der nachgewiesenen Hemmung der Säuresekretion ein zusätzlicher therapeutischer Effekt.

Die heute in die Therapie eingeführten H$_2$-Rezeptor-Antagonisten besitzen sämtlich ein aromatisches System als funktionelle Gruppe und eine polare Gruppierung, die mittels einer flexiblen Kette verknüpft ist. Aufgrund des unterschiedlichen strukturellen Aufbaus lassen sich 4 Klassen unterscheiden:

1. **Imidazole (Cimetidin),**
2. **Aminomethylfurane (Ranitidin) bzw. Aminomethylthiazole (Nizatidin),**
3. **Guanidinothiazole (Famotidin),**
4. **Aminomethylphenoxyderivate (Roxatidin).**

Die Entwicklung der H₂-Blocker – Verbesserungen schrittweise

Während die am längsten im Handel befindliche Substanz Cimetidin strukturell dem Histamin noch recht ähnlich ist, unterscheidet sich vor allem das Roxatidin weitgehend und stellt eine sog. Pro-drug-Form eines Medikamentes dar, wonach aus der oral verabreichten Form erst durch enzymatische Spaltung die eigentliche Wirksubstanz im Organismus freigesetzt wird.

Nach oraler Gabe werden die handelsüblichen Präparate relativ rasch im oberen Gastrointestinaltrakt resorbiert, und maximale Plasmaspiegel werden innerhalb von 1–2 Stunden erreicht, eine Ausnahme bildet hier lediglich aufgrund der besonderen Wirkform das Roxatidin. Die Bioverfügbarkeit ist unterschiedlich mit Werten zwischen 40 und über 90%.

Nizatidin zeigt nicht nur eine optimale Resorption und eine unter 10% liegende hepatische Metabolisierung und damit besonders hohe Bioverfügbarkeit von ca. 90%. Es zeichnet sich außerdem durch eine sehr geringe Halbwertszeit der Eliminationsrate aus und beeinträchtigt damit bei abendlicher Dosierung von 300 mg die physiologischen Sekretionsvorgänge am Tage nicht.

Da sämtliche H₂-Rezeptor-Antagonisten mehr oder weniger metabolisiert, überwiegend renal ausgeschieden werden, spielt diese Eigenschaft für die Sicherheit im Umgang mit der Medikation eine nicht unerhebliche Rolle. Bei eingeschränkter Nierenfunktion muß auf die Reduzierung der Tagesdosis geachtet werden. Insbesondere Roxatidin erfordert eine Dosisminderung, da die Eliminationshalbwertszeit mit 6–8 Stunden relativ hoch liegt.

Aufgrund der unterschiedlichen Affinität der Einzelpräparate zum Histamin-H₂-Rezeptor ergeben sich für eine äquipotente Hemmung der Säuresekretion differente Plasmaspiegel für die Einzelpräparate. So müssen für eine 50%ige Hemmung der Säuresekretion für das Präparat Cimetidin 500–600 ng/ml erreicht werden, dagegen für das Präparat Famotidin nur 20–30 ng/ml. Die im Handel befindlichen Substanzen tragen aber z.T. dieser Erkenntnis dadurch Rechnung, daß die Substanzmenge in der Darreichungsform entsprechend angepaßt ist oder problemlos erhöht werden kann.

Kurzzeit- und Langzeittherapie

Die Wirksamkeit der H₂-Antagonisten in der Behandlung des Ulcus ventriculi sowie des Ulcus duodeni wurde weltweit in zahlreichen Studien untersucht und die Überlegenheit gegenüber einer Plazebogabe nachgewiesen. So vermögen das Standardpräparat Cimetidin und die nachfolgend entwikkelten Präparate die Heilung des mit erhöhten Säurewerten einhergehenden Magen- und Duodenalulkus zu beschleunigen und die Rezidivrate des Ulcus duodeni zu senken. Auch bei Patienten, die mit nichtsteroidalen Antirheumatika behandelt werden, konnten günstige Erfolge festgestellt werden.

Cimetidin hat wahrscheinlich jedoch wenig und in den ersten Wochen der Behandlungsphase praktisch keinen Einfluß auf die Heilung und Rezidivquote von Magenulzera, die mit niedriger Säuresekretion einhergehen. Auch in der Prophylaxe von Ulkuskomplikationen, wie z. B. der gastrointestinalen Blutung oder Perforation, konnten mit Cimetidin keine positiven Ergebnisse beobachtet werden. Zahlreiche Vergleichsuntersuchungen zwischen Cimetidin und den nachfolgenden H$_2$-Antagonisten haben keine signifikanten Unterschiede in der ersten Behandlungsphase bezüglich der Heilungsraten aufgezeigt. Erst nach 6- und 8wöchiger Behandlungsdauer zeigten sich für die neueren und z.T. höher dosierten Medikamente eine stärkere Effektivität und damit ein Vorteil gegenüber dem natürlichen Heilungsprozeß.

Warum soll die Magensäure nachts gehemmt werden?

Wie aus Untersuchungen mit Hilfe der intragastralen 24-Stunden-pH-metrie hervorgeht, findet sich während der ersten Hälfte der Nacht eine hohe H$^+$-Ionen-Konzentration. Im Gegensatz zum Tage wird sie nicht durch Nahrung abgepuffert. Das heißt, gerade nachts ist das Magensekret besonders aggressiv. Eine bereits geschädigte ulkustragende Schleimhaut im oberen Gastrointestinaltrakt ist vor allem zu dieser Zeit dem salzsauren, proteolytisch aktiven Magensaft besonders ausgesetzt und bedarf mehr als am Tage des Schutzes.

Dieser Erkenntnis wird dadurch Rechnung getragen, daß H$_2$-Rezeptor-Antagonisten **in einer Einmaldosierung am Abend** verabreicht werden. Entsprechende vergleichende Untersuchungen haben bestätigt, daß dieses Dosierungsschema ausreicht und statistisch die zweimalige, d. h. die morgendliche und abendliche Verabreichung einer derartigen Substanz keine wesentlich besseren Heilungserfolge erwarten läßt. Insbesondere für eine **Dauerbehandlung** wird demnach heute nur noch die **einmalige abendliche Gabe** eines H$_2$-Rezeptor-Antagonisten empfohlen.

Trotz einer Langzeitmedikation treten jedoch bei allen therapeutisch verwandten Substanzen Ulkusrezidive auf, und zwar für das Ulcus ventriculi mit einer Häufigkeit von etwa 35–40%, für das Ulcus duodeni mit einer Häufigkeit von 25–30% innerhalb eines Jahres. Die Gründe für diese nicht unerheblichen Rezidivraten sind unklar. Als wichtige Faktoren werden eine unzureichende Säurehemmung, eine zu kurze Behandlungsdauer und vor allem eine schlechte Patienten-Compliance diskutiert, da die Rezidivneigung bei Therapieunterbrechung wieder auf Werte wie vor Behandlungsbeginn ansteigt. Eine verstärkte Ulkusgefahr nach Absetzen der H$_2$-Antagonisten ist unbewiesen.

Nebenwirkungen –
bei den H₂-Blockern der 2. Generation deutlich gesenkt

Die klinischen und laborchemischen Profile der zahlreichen Studien haben gezeigt, daß alle H_2-Antagonisten bemerkenswert arm an Nebenwirkungen sind. Vor allem bei Substanzen der neueren Generation konnten unter den empfohlenen Dosierungen keine wesentlichen biochemischen oder hämatologischen Veränderungen, keine signifikanten Störungen des Hormonstatus und der Fertilität und ein deutlich geringerer Einfluß auf das Cytochrom-P-450-haltige Oxygenasesystem beobachtet werden.

Die bei Cimetidin im Vergleich zu Ranitidin deutlicher ausgeprägte Hemmung des oxidativen Lebermetabolismus ist nach einmaliger Gabe frühestens nach 12 Stunden zu erwarten und kann erst 48 Stunden nach dem Absetzen langsam zurückgehen. So wurde für das Präparat Cimetidin eine Vielzahl von Medikamenten-Interaktionen auf der Ebene der hepatischen Elimination nachgewiesen, so vor allem mit der Wirkgruppe der Bronchospasmolytika (z. B. Theophyllin), der Hydroxykumarine (z. B. Warfarin), der Beta-Blocker (z. B. Propranolol und Metoprolol) und Benzodiazepine (z. B. Diazepam) und Chlordiazepoxid. Wechselwirkungen von Cimetidin und Ranitidin mit Nifedipin und Lidocain wurden ebenfalls beschrieben. Auch verzögern beide Substanzen aufgrund einer kompetitiven Hemmung der tubulären Sekretion die renale Exkretion von Procainamid und seines pharmakologisch aktiven Metaboliten. Für **Nizatidin** bestehen solche Risiken nicht, da es keinen Einfluß auf das Oxygenasesystem des Cytochroms P 450 hat.

Gerade bei älteren Personen und Patienten mit eingeschränkter Leber- und Nierenfunktion sollten diese möglichen Nebenwirkungen Beachtung finden und Substanzen der **neuen Generation** mit **verbessertem Sicherheitsprofil** bevorzugt werden. Generell wäre auch zu beachten, daß die gleichzeitige Verabreichung von Antazida im Hinblick auf die Resorptionsverzögerung vermieden werden sollte und die gleichzeitige Gabe von Anticholinergika aufgrund der Motilitätshemmung die Resorption verbessert und damit die Wirkung der H_2-Rezeptoren-Blocker verstärken kann. Schließlich kann die Erhöhung des gastrischen pH-Wertes durch die Verabreichung von H_2-Antagonisten auch zu einer Resorptionsminderung von Medikamenten wie z. B. Ketoconazol, Tetrazyklinen, Eisenpräparaten, Digoxin und Vitamin B_{12} führen. Diese Resultate konnten aber nicht in allen Untersuchungen als für die Klinik relevante Ergebnisse bestätigt werden.

Allgemeine Nebenwirkungen wie Müdigkeit, Kopfschmerzen, Juckreiz und Hautausschlag, Obstipation oder Diarrhoe, Übelkeit und Erbrechen sind seltene Ereignisse und können allgemein in weniger als 1 % der Medikation mit H_2-Rezeptor-Antagonisten gefunden werden.

Substituierte Benzimidazole

Die Aktivierung der Salzsäuresekretion erfolgt durch vagale, histaminerge und gastrinerge Stimulation (s. Abb. 1). Die Kenntnis dieser Mechanismen hat zu der Einführung von Substanzen mit entsprechender und gezielter Hemmwirkung geführt. Für den Gastrinrezeptor allein gibt es bisher keine antagonistisch wirkende Substanz. Auch das Proglumid führte beim Zollinger-Ellison-Syndrom nicht zu einem positiven Ergebnis. Die substituierten Benzimidazol-Derivate blockieren aber nicht einen Rezeptor an der Oberfläche der Belegzelle, sondern die enzymatische Endstrecke, das intrazelluläre Enzym H+/K+-Adenosintriphosphatase, das den Austausch von Wasserstoff- und Kalium-Ionen katalysiert.

Die bisher am besten untersuchte und therapeutisch einsetzbare Verbindung ist Omeprazol, das in einer Dosierung von 20–60 mg oder darüber dosisabhängig die Säuresekretion blockiert. In höherer Dosierung führt es zu einer vollständigen Unterdrückung der Magensäureproduktion. Die Pepsinsekretion hingegen wird nur begrenzt beeinflußt. Omeprazol wird nahezu vollständig resorbiert und zeigt selbst keine Wirkung. Im sauren Bereich reichert sich Omeprazol in der Parietalzelle an. Durch eine säurekatalysierte Zyklisierung wird es in die wirksame Hemmsubstanz des Omeprazol-Sulfenamids überführt und bildet mit dem Wasserstoff-Kalium-ATPase-System Disulfidkomplexe. Dadurch wird das Enzym irreversibel gehemmt.

Das Maximum der Hemmwirkung setzt erst nach 3- bis 5tägiger Behandlung ein, und nach Absetzen wird durch Neusynthese der spezifischen ATPase der volle Umfang der Säuresekretion erst nach Tagen wieder erreicht. Omeprazol unterliegt einer deutlichen Inaktivierung bei der ersten Leberpassage, die Bioverfügbarkeit einer Einzeldosis von 20 mg beträgt etwa 35 %, wobei sich dieser Wert bei wiederholter Einnahme etwas erhöht. Die Plasmahalbwertszeit beträgt etwa 1 Stunde, wobei allerdings die entstandenen Metaboliten eine verschiedene und vorwiegend renale Elimination aufweisen.

Bei noch nicht im Handel befindlichen weiteren Derivaten konnte neben einer selektiven Anreicherung in der Belegzelle eine Verteilung in fast allen Geweben gefunden werden. Besonders hohe Konzentrationen fanden sich im Bereich von Leber und Magen-Darm-Kanal. Offenbar bestehen auch unter den Benzimidazol-Derivaten unterschiedliche Prozesse der Anreicherung und Affinität zum Enzym-Synthese-System. So konnten erst 1 Woche nach Absetzen der speziellen Substanz wieder 30–50 % der normalen Säuresekretion erreicht und Normalwerte erst nach Wochen gemessen werden.

Kurzzeit- und Langzeittherapie

In zahlreichen Studien konnte die Überlegenheit von Omeprazol gegenüber einer Behandlung mit H_2-Rezeptor-Antagonisten beim Ulcus duodeni nachgewiesen werden. Bei der höheren Dosierung von 60 mg/Tag konnte die Heilungsrate von etwa 100% schon nach Ablauf von nur 2 Wochen erreicht werden. Durch die stärkere und vor allem anhaltende Hemmung der Säuresekretion liegen die Vorteile der Substanz vor allem in der rasch einsetzenden Schmerzlinderung und in der deutlich günstigeren Abheilungsrate des peptischen Ulcus duodeni in den **ersten 2 Wochen** der Behandlungsphase. Danach entsprechen die Heilungsraten etwa denen der H_2-Antagonisten. Bei höheren Dosierungen von 40 mg/Tag oder mehr konnten auch therapieresistente Ulzerationen innerhalb von 4–8 Wochen zum Abheilen gebracht werden. Diese klinischen Beobachtungen legen den Schluß nahe, daß eine stärkere und anhaltende Hemmung der Säuresekretion die Heilungsquoten in den **ersten 2 Wochen** günstig beeinflußt.

Beim Ulcus ventriculi sind die Heilungsraten nach 2, 4 und 8 Wochen Behandlungsdauer und bei einer niedrigeren Dosierung mit 20 mg Omeprazol/Tag allerdings **nicht signifikant besser** als unter einer Therapie mit H_2-Rezeptor-Antagonisten. Die höhere Dosierung von Omeprazol zeigt allerdings auch hier in der Anfangsphase der Behandlung bessere Ergebnisse, das gleiche gilt auch für die Heilungsraten bei Magenulkuspatienten, die gleichzeitig nichtsteroidale antientzündliche Medikamente erhielten.

Über einen längeren Zeitraum wurde Omeprazol bisher unter kontrollierten Studienbedingungen **nahezu ausschließlich** bei der **Refluxösophagitis** und dem **Zollinger-Ellison-Syndrom** mit Erfolg eingesetzt. Die Ergebnisse sind auch hier beeindruckend, so daß diese Substanzgruppe für diese **Spezialindikationen** eine entscheidende Bereicherung unserer therapeutischen Möglichkeiten darstellt.

Da von einer sicheren und niedrigen Dosierung von 20 mg Omeprazol/Tag oder weniger eigentlich im Hinblick auf eine Dauermedikation **keine eindeutigen Vorteile** zu erwarten sind, erscheint die **Langzeitbehandlung** mit Omeprazol zum jetzigen Zeitpunkt **nicht** von großer klinischer Bedeutung, zumal sich die H_2-Antagonisten in den vergangenen 15 Jahren als **effektiv** und **besonders gut verträglich** erwiesen haben. Die Substanz ist wegen fehlender klinischer Untersuchungen und möglicher Risiken **nicht** für die Langzeittherapie zugelassen.

Nebenwirkungen – viele offene Fragen zum Sicherheitsprofil

Bei Patienten mit eingeschränkter Leberfunktion kann es zum Anstieg der biologischen Verfügbarkeit auf das Doppelte kommen; die Plasmahalbwertszeit bei diesen Patienten war mit etwa 2 1/2 Stunden deutlich verlängert. Auch besteht die Möglichkeit einer **Interaktion mit anderen Arzneimitteln,** die ebenfalls über das Cytochrom-P-450-Enzymsystem metabolisiert werden, wie die bereits erwähnten Substanzen Diazepam, Phenytoin oder Warfarin.

Unter besonderen Voraussetzungen wie z. B. einer perniziösen Anämie mit atrophischer Gastritis oder nach operativen Eingriffen kann es zu einer Störung des Gastrinmechanismus kommen, der physiologischerweise die Magensekretion steuert. Auch die konsequente und vor allem anhaltende Säureblockade führt **zu einem Anstieg der Plasmagastrinwerte,** die aber auch bei Langzeitbehandlung nicht die extrem hohen Werte wie bei Vorliegen eines Gastrinoms erreichen.

Kenntnisstand über Hypergastrinämie – noch unzureichend

Bei Substanzen, die nur vorübergehend, d. h. für weniger als 12 Stunden die Säuresekretion blockieren, wie z. B. Nizatidin, konnten derartig erhöhte Gastrinspiegel nicht beobachtet werden. Die länger andauernde Blockade der Säuresekretion stellt somit einen sich negativ auswirkenden Eingriff in den Regelmechanismus der gastralen Sekretion dar. Aufgrund des trophischen Effektes des Gastrinhormons kommt es im Tierexperiment unter Omeprazol, und nachweisbar vorerst nur bei der weiblichen Ratte mit stark überhöhter Dosierung, zu Veränderungen an der Fundusmukosa und zur Vermehrung der sog. ECL-Zellen. Diese Zellzahlvermehrung konnte in gleicher Weise beim Menschen bisher auch bei einer Beobachtungszeit von 3–4 Jahren nicht gefunden werden, und ein Zusammenhang mit einer Karzinogenität ist bisher nicht eindeutig geklärt.

Schwer zu interpretieren sind auch die im Tierexperiment an der Magenschleimhaut beobachteten gentoxischen Veränderungen unter Omeprazol mit Hilfe eines DNA-Synthese-Assay (UDS). In diesen Untersuchungen zeigten vergleichsweise H_2-Rezeptor-Antagonisten kein negatives Ergebnis. Im Hinblick auf die bei besonderen Erkrankungen zweifellos interessante und wichtige Substanzgruppe erscheint deshalb eine **möglichst rasche und eindeutige Klärung dieser Nebeneffekte notwendig** und vordringlich.

Zahlreiche Autoren bekräftigen nach Veröffentlichung der genannten Verdachtsmomente im Jahre 1989 den Hinweis, daß die Gruppe der Benzimidazol-Derivate vorerst **nur** zur Behandlung von **schweren Formen** der Refluxösophagitis, nachweislich **therapieresistenten Ulzerationen** und des **Zollinger-Ellison-Syndroms** eingesetzt werden sollten. In vollem Umfang sind die Nebenwirkungen derartiger Präparate allein aufgrund des kurzen Beobachtungszeitraumes von wenigen Jahren offenbar noch nicht abschätzbar. Sie sollten deshalb bis zur wissenschaftlichen Klärung ihrer möglichen Risiken mit Zurückhaltung eingesetzt werden. In den USA und England werden dem Hersteller entsprechende Auflagen gemacht, **Warnhinweise** im Beipackzettel wurden von den Arzneimittel-Aufsichtsbehörden vorgeschrieben.

Prokinetika

Funktionelle Oberbauchbeschwerden werden auch als Reizmagen oder Non-ulcer-Dyspepsie bezeichnet und gehen mit Beschwerden wie Übelkeit, Aufstoßen, postprandialem Völlegefühl, raschem Sättigungsgefühl, epigastrischen Schmerzen und anderen Symptomen einher, so daß fließende Übergänge der klinischen Symptomatik zum Krankheitsbild der Refluxösophagitis und dem peptischen Ulkus bestehen. Die Ausschlußdiagnose erfolgt mit Hilfe der Endoskopie. Bei rein funktionellem Krankheitsbild können die Beschwerden durch Verbesserung der Motorik im oberen Gastrointestinaltrakt deutlich reduziert werden.

Substanzen, die zur Anregung der Motilität im Magen-Darm-Trakt führen, sind die drei Dopamin-Antagonisten:

- **Metoclopramid,**
- **Bromoprid,**
- **Domperidon.**

Diese Substanzgruppen greifen an den Dopamin-Rezeptoren im Bereich des Magens und unteren Ösophagus, aber auch im Bereich der Hypophyse und der sog. Chemorezeptoren-Triggerzone der Medulla oblongata an. Aufgrund der strukturellen Eigenschaften können Metoclopramid und Bromoprid die Blut-Hirn-Schranke passieren. In seltenen Fällen kann dies zu einer Frühdyskinesie oder auch zu einem spät auftretenden akinetischen Syndrom führen. Die Dystonien machen sich dabei bevorzugt durch Schluckstörungen oder im Schulter-Arm-Bereich bemerkbar.

Zu Beginn dieses Jahres wurde die im Ausland seit längerem bekannte Substanz Cisaprid auch bei uns eingeführt. Ihre Wirkung ist auf die Verbesserung und Koordination der gastrointestinalen Motorik auf der Ebene des **Plexus myentericus** beschränkt. Sie zeigt demnach keine zentralnervösen Nebenwirkungen. Die Halbwertszeit ist mit etwa 10 Stunden gegenüber den Dopamin-Antagonisten deutlich länger, die absolute Bioverfügbarkeit auf der anderen Seite geringer.

Welche Wirkungen haben Prokinetika?

Die genannten Substanzgruppen sind in der Lage, die Reinigungsfunktion der Speiseröhre und die Entleerung des Magens zu verbessern und dem gastro-ösophagealen und duodeno-gastralen Reflux entgegenzuwirken. Vergleichende Untersuchungen haben gezeigt, daß sowohl Dopamin-Antagonisten als auch Cisaprid die Symptome der Refluxkrankheit verbessern. Auch die therapeutische Wirksamkeit ist bei leichten Formen der Refluxösophagitis durch kontrollierte Studien gesichert. Die Begleitbeschwerden eines Ulcus pepticum oder Beschwerden einer nach Vagotomie auftretenden Gastroparese sind erfolgreich mit Gastroprokinetika zu behandeln. Neuere

Untersuchungen deuten außerdem darauf hin, daß beim Magenulkus der Einsatz von prokinetisch wirksamen Substanzen durchaus gleichwertige Resultate im Vergleich zu H_2-Antagonisten erbringen kann. Diese Ergebnisse bedürfen aber noch der Bestätigung.

Da in der Pathogenese des Ulcus ventriculi eine **reduzierte gastrale Motorik** diskutiert und durch die medikamentös angestrebte pH-Anhebung intragastral eine pathologische Keimbesiedlung gefunden wird, erscheint die Kombination eines motilitätsfördernden und eines die Säuresekretion hemmenden Therapieprinzips interessant. Ihr möglicher Nutzen sollte in klinischen Studien überprüft werden.

Besonderheiten in der Behandlung peptischer Läsionen des oberen Gastrointestinaltraktes

Welche Vorteile bieten Medikamenten-Kombinationen?

Die Frage der Wirkung von Arzneimittelkombinationen ergibt sich zweifelsohne aus unserer bisher gültigen Hypothese eines Zusammenwirkens von aggressiven und defensiven Faktoren in der Pathogenese der peptischen Läsionen. Vor allem erscheint die Kombination von lokal wirksamen, mukoprotektiven und systemisch wirksamen, die Säure- und Pepsinproduktion hemmenden Substanzen sinnvoll und vielversprechend. Untersuchungen haben allerdings gezeigt, daß die Kombination von Antazida und H_2-Antagonisten zwar den Eintritt der Schmerzlinderung verbessert, jedoch nicht zu einer beschleunigten Abheilung von Magengeschwüren führt. Darüber hinaus muß bedacht werden, daß durch Antazida die Bioverfügbarkeit von H_2-Antagonisten vermindert wird.

Demgegenüber konnten etwas günstigere Abheilungsraten bei Kombination von Sucralfat und einem H_2-Antagonisten beobachtet werden und ebenfalls geringfügige Vorteile bei der Kombination von kolloidalem Wismut mit einem H_2-Antagonisten. Bekannt ist ferner, daß die Kombination von Pirenzepin und einem H_2-Antagonisten die Möglichkeit der Dosisreduzierung bietet, eine bessere Verträglichkeit und auch höhere Heilquoten bringt. Interessanterweise konnte der synergistische Effekt von Pirenzepin und Cimetidin nicht bestätigt werden.

Welche Therapie bei akuten Streßläsionen?

In der Pathogenese akuter Streßläsionen spielt vor allem das Versagen des protektiven Schleimhautschutzes in Bereich von Magen und Duodenum eine entscheidende Rolle. So können derartige Schleimhautdefekte multipel, als kleine Erosionen oder größere Ulzerationen auftreten und finden sich mit einer Häufigkeit von über 80 % vor allem bei Sepsis, Verbrennungen und polytraumatisierten Patienten.

Die vordringliche Gefahr der akuten Streßläsion ist die Blutung. Zur Behandlung und Prophylaxe der akuten Streßläsion können theoretisch sowohl lokal protektive als auch sekretionshemmende Substanzen eingesetzt werden. Sowohl Antazida als auch H_2-Rezeptor-Antagonisten wurden in verschiedenen Studien erfolgreich angewandt. Welchen der beiden Präparate aufgrund von Vergleichsuntersuchungen der Vorzug zu geben ist, ist schwer zu entscheiden, da Studienaufbau und die Einzelkollektive der Patientengruppen große Unterschiede aufweisen.

Der Einsatz von Prostaglandin-Derivaten war demgegenüber weniger überzeugend. Kandidaten für eine wirksame Prophylaxe von akuten Streßläsionen sind ferner Sucralfat und auch Omeprazol. Für die Gruppe der Benzimidazol-Derivate liegen noch keine aussagekräftigen Studien vor. Die prophylaktische Gabe von Sucralfat und Pirenzepin zeigte sich in vergleichenden Untersuchungen aber als ebenso wirksam wie eine kombinierte Behandlung mit Pirenzepin und einem H_2-Antagonisten oder von Pirenzepin mit Antazida.

Aufgrund der Anhebung des intragastralen pH-Wertes über mehrere Tage kann ab dem 3. bis 4. Tag eine verstärkte und rasch zunehmende Keimbesiedlung im oberen Gastrointestinaltrakt beobachtet werden. Die Vermutung, daß bei beatmeten Patienten dadurch häufiger lebensbedrohliche Pneumonien eintreten, wurde in einigen wenigen Studien untersucht, konnte aber bisher nicht eindeutig belegt werden. Gleichgültig war dabei, welche therapeutischen Prinzipien, z.B. Antazida, Sucralfat, Prostaglandin-Analoga oder H_2-Rezeptor-Antagonisten, zum Einsatz kamen.

Gibt es das therapieresistente Ulkus, und welche Therapiemöglichkeiten kommen in Betracht?

Das therapieresistente Ulkus ist zweifellos eine verhältnismäßig seltene Beobachtung, und die Häufigkeit wird auf maximal 5–10 % geschätzt. Es kann asymptomatisch verlaufen und bei längerem Bestehen zu Komplikationen führen. Die Ursachen sind nicht geklärt. So werden Umwelteinflüsse, genetische sowie psychosomatische Faktoren diskutiert. Interessant ist, daß offenbar kein Unterschied besteht bezüglich Geschlecht, Rauchgewohnheiten, Anzahl der Läsionen oder der Säure-Pepsin-Verhältnisse. Therapieresistente Ulzerationen treten eher bei jüngeren Patienten auf, die in der Vorgeschichte unkomplizierte und komplizierte Ulzerationen sowie eine familiäre Belastung aufweisen.

Bei Vorliegen eines cimetidinresistenten Ulkus kann manchmal eine Verbesserung der Abheilungsrate durch die Umstellung der Therapie auf Sucralfat oder kolloidales Wismut erreicht werden. Wie klinische Untersuchungen gezeigt haben, bringt die **Erhöhung der Cimetidin-Dosierung** keinen zusätzlichen Vorteil. Auch der Wechsel von Cimetidin auf einen stärker antisekretorisch wirksamen H_2-Antagonisten scheint die Erfolgsquote beim therapieresistenten Ulkus nicht zu verbessern. Die Studienergebnisse deuten eher darauf hin, daß die **Therapiedauer** von größerer Wichtigkeit ist als die in diesen Untersuchungen verabreichten H_2-Antagonisten Cimetidin und Ranitidin.

Möglicherweise anders verhält es sich mit der Substanzgruppe der Benzimidazol-Derivate. Omeprazol wird etwa 7mal stärker in seiner Wirkung auf die Säuresekretion eingeschätzt als Ranitidin, und in entsprechender Dosierung konnten nahezu 100 %ige Heilungsraten zumindest beim Ulcus duodeni nachgewiesen werden. Wie bereits erwähnt, können bei entsprechend hoher Dosierung auch peptische Ulzerationen, die sich unter der Therapie mit H_2-Antagonisten als resistent erweisen, in über 80 % zur Abheilung gebracht werden. Bei gezieltem Einsatz von Omeprazol dürfte somit das therapieresistente Ulkus eine extreme Seltenheit werden.

Welche prophylaktischen Maßnahmen haben sich beim Ulkusrezidiv bewährt?

H_2-Rezeptor-Antagonisten in einer **einmaligen abendlichen** und verhältnismäßig niedrigen Dosierung haben sich ohne Zweifel zur Rezidivprophylaxe beim Ulcus duodeni bewährt.

Wie bereits ausgeführt, konnten mit Antazida, Sucralfat und Wismut-Präparaten nahezu gleich gute Resultate erzielt werden, allerdings ist aufgrund des Einnahmemodus mit einer verminderten Patienten-Compliance zu rechnen. Wismut senkt auch nach Kurzzeitbehandlung von 4–6 Wochen die Rezidivquote im ersten Jahr um etwa 50 %. Das Zurückdrängen oder die Eradikation des Helicobacter pylori dürften hierbei eine Rolle spielen. Prostaglandin-Analoga sind der H_2-Antagonisten-Langzeittherapie unterlegen.

Die H_2-Rezeptor-Antagonisten sind auch beim Ulcus ventriculi von Vorteil, und zwar in erster Linie bei **rezidivierenden Ulzerationen** und bei Patienten ohne Komplikationen. Auf die Frage des Einsatzes von Omeprazol in der Langzeitmedikation wurde bereits eingegangen. Die intermittierende Gabe von 20 mg/Tag an 3 Tagen pro Woche führt offenbar nicht zu einer anhaltenden Hypergastrinämie bei ausreichender Säuresekretionshemmung. Ob diese sichere, erniedrigte Dosierung aber ausreicht und vor allem gegenüber den H_2-Rezeptor-Antagonisten bessere Heilungsquoten erbringt, ist nicht gesichert.

Für den Einsatz von Antazida, Sucralfat und Prostaglandin-Analoga ergeben sich die gleichen Einschränkungen wie bei Vorliegen eines Ulcus duodeni. Prinzipiell erweisen sich die publizierten Studienergebnisse für das Ulcus ventriculi als weit weniger eindrucksvoll.

Welche therapeutischen Möglichkeiten gibt es für die Ulkuskomplikation?

Sowohl die Perforation als auch die Blutung des peptischen Ulkus sind Aufgaben der Notfallmedizin und gehören somit in den klinischen Bereich. Auf die rechtzeitige Diagnosestellung und das Monitoring bei vorliegender Ulkusblutung wurde in einem der vorausgehenden Kapitel bereits eingegangen. Nur unter diesen Voraussetzungen kann in Einzelfällen eine abwartende und damit konservative Haltung vertreten werden.

Vergleichende Untersuchungen liegen für H_2-Rezeptor-Antagonisten, die Kombination von Pirenzepin und H_2-Rezeptor-Antagonisten, Prostaglandin-Analoga, Antazida und Somatostatin vor. Signifikante Unterschiede hinsichtlich Rezidivblutung, Operationshäufigkeit und Mortalität lassen sich aus diesen Studien jedoch nicht ableiten, da insbesondere Fallzahl und Studienaufbau stark variieren. Auf die Möglichkeit der endoskopischen Techniken der Blutstillung soll im vorliegenden Rahmen nicht näher eingegangen werden. In der Hand des erfahrenen und in diesen Methoden geübten Endoskopikers sind diese Möglichkeiten unter entsprechenden Voraussetzungen aber durchaus gerechtfertigt und vielversprechend, gleichgültig, ob es sich dabei um die Methode der elektrischen Koagulation, Laserbehandlung, Injektionstherapie oder Duodenaltamponade handelt.

Fragen zum Abschluß der Lernstufe III

Frage 1:

Welche besonderen Eigenschaften zeichnen die Substanzen Antazida, Sucralfat und Wismut aus?

Frage 2:

Welche Vorteile kennen Sie für die systemisch wirksamen, sekretionshemmenden Substanzen Anticholinergika, Prostaglandin-Analoga, H_2-Rezeptor-Antagonisten und substituierte Benzimidazol-Derivate?

Frage 3:

Gibt es H_2-Rezeptor-Antagonisten der neuen Generation mit klinisch relevantem Sicherheitsprofil?

Frage 4:

Ist eine Ulkusprophylaxe möglich?

Frage 5:

Wann und in welchem Umfang können Arzneimittelkombinationen vorteilhaft sein?

Frage 6:

Welche Möglichkeiten bestehen zur Behandlung der Refluxkrankheit?

Frage 7:

Nennen Sie 4 Prokinetika.

Weiterführende Literatur s. S. 81

Lernstufe IV

Konservativ-therapeutische Maßnahmen und nichtmedikamentöse Therapie peptischer Erkrankungen

- **Welche konservativ-therapeutischen Maßnahmen sind beim postoperativen Rezidivulkus angezeigt?**

- **Konservative Refluxtherapie**

    - Wie können die schweren Formen (III und IV) der Refluxösophagitis behandelt werden?

- **Nichtmedikamentöse Therapie**

    - Diät und geänderte Lebensführung bei der Refluxkrankheit – Was ist empfehlenswert?
    - Was ist bei einer Schwangerschaft zu bedenken?
    - Einfache Hilfsmöglichkeiten bei Refluxösophagitis
    - Umstellung der Lebensweise – mit Augenmaß!

- **Diät und geänderte Lebensführung bei der Ulkuskrankheit – Was ist empfehlenswert?**

    - Oberstes Gebot: Lebensqualität erhalten!
    - Konsequente Nikotinabstinenz unabdingbar!
    - Die „schöpferische Pause" – ein wichtiges Element der Therapie

- **Fallbeschreibung zur Lernstufe IV**

- **Schlußbemerkungen**

- **Abschlußfragen zur Lernstufe IV**

- **Weiterführende Literatur zum Gastro-Lernkolleg**

Konservativ-therapeutische Maßnahmen und nichtmedikamentöse Therapie peptischer Erkrankungen

Welche konservativ-therapeutischen Maßnahmen sind beim postoperativen Rezidivulkus angezeigt?

Nach operativen Eingriffen (Billroth I und II) treten Anastomosenulzera in etwa 3 bis maximal 10 % der Fälle auf. Die Ursachen sind in erster Linie in einer noch ausreichenden Sekretion von säure- und pepsinhaltigem Magensaft sowie der verstärkten Einwirkung von Refluxfaktoren zu sehen. Die therapeutischen Maßnahmen entsprechen dem Vorgehen bei anderen Formen des Ulkusrezidivs. Im Hinblick auf die schnelle Magenentleerung erscheinen lokal wirksame Medikamente weniger geeignet und sind auch nicht gesichert. Dagegen haben sich H_2-Rezeptor-Antagonisten bewährt, und im Hinblick auf die hohe Rezidivneigung von über 80 % innerhalb eines Jahres wird allgemein auch eine Langzeitbehandlung mit diesen Substanzen empfohlen. Bei ungenügender Patienten-Compliance, Ulkuspersistenz oder auftretenden Komplikationen sind korrigierende oder ergänzende chirurgische Maßnahmen angezeigt.

Konservative Refluxtherapie

Auf die wichtigsten pathogenetischen Faktoren bei der Refluxkrankheit wurde in der Lernstufe I bereits eingegangen. Der häufigere und breitere Einsatz der Endoskopie erlaubt die Diagnose der Erkrankung bereits in früheren Stadien. Je nach Ausprägung der Veränderungen werden nach **Savary** u. **Miller** 4 Stadien unterschieden:

Stadium I   ist charakterisiert durch einzelne oder mehrere, nichtkonfluierende Veränderungen mit Erythem, Exsudat oder Erosionen,

Stadium II   durch konfluierende Schleimhautveränderungen,

Stadium III   zeigt vor allem **zirkulär** die Ösophagusschleimhaut umfassende peptische Veränderungen **mit Wandinfiltration**, jedoch ohne Stenosierung,

Stadium IV   ist gekennzeichnet durch die Chronizität der Veränderungen mit Wandfibrose, Stenosierung und Ulkusbildung.

Häufig findet sich mit den schwereren Formen ein Endobrachyösophagus vergesellschaftet. Die Verkürzung der Speiseröhre mit Stenosierung wird im allgemeinen gesondert eingestuft. Differentialdiagnostisch müssen vor allem maligne Wandveränderungen ausgeschlossen werden. Auch im fortgeschrittenen Stadium ist die **Endoskopie mit der Möglichkeit der Biopsie die diagnostische Methode der Wahl.** Auch können endoskopische Techniken bei Auftreten von Blutungen im fortgeschrittenen Stadium herangezogen werden.

Klinisch ist die Refluxkrankheit vor allem durch die Symptome der Regurgitation mit Sodbrennen, epigastrischen und retrosternalen Beschwerden gekennzeichnet, die durch gewürzte Speisen, Alkohol und Süßigkeiten provozierbar sind und sich meist im Liegen verstärken. Beschwerden im Sinne der Dysphagie treten bei schweren Formen der Refluxösophagitis und bei Kombinationen mit Stenosierungen auf. Die Symptomatik ist – wie oben bereits erwähnt – nicht krankheitsspezifisch und kann auch bei Vorliegen eines gastro-duodenalen peptischen Ulkus auftreten. Die Erkrankung kann auch völlig symptomlos in frühen Stadien bestehen.

Die allgemeinen konservativen Maßnahmen in der Behandlung der Refluxkrankheit umfassen:

- **Alkohol- und Nikotinabstinenz,**
- **frühes Einnehmen der Abendmahlzeit,**
- **Verzicht auf reichlich fett- und kohlenhydrathaltige Nahrung,**
- **Vermeidung von Obstipation durch Stuhlregulierung,**
- **Hochstellen des Bett-Kopfteiles.**

Allein mit diesen Maßnahmen können bereits signifikante Besserungen erzielt werden. Auf die Tatsache, daß Medikamente wie Kalziumantagonisten, Nitropräparate und Spasmolytika zu einer Verschlechterung der Refluxsituation führen können, wurde bereits hingewiesen. Auch Pfefferminzpräparate begünstigen den Reflux durch Lockerung des unteren Ösophagussphinkters. Lokal wirksame Substanzen wie Antazida mit oder ohne Alginsäure und Sucralfat haben sich in der Therapie als wirksam erwiesen. Dabei ist der alleinige Einsatz dieser Medikamente i. allg. auf die Refluxsymptomatik und Ösophagitis leichteren Grades bzw. der Stadien I und II beschränkt.

In den frühen Stadien haben sich auch H_2-Rezeptor-Antagonisten in zweimaliger oder auch einmaliger abendlicher Dosierung bewährt. Dabei zeigten Dosierungen, die über den Normaldosen lagen, teilweise gute Wirksamkeit im Hinblick auf die Symptomatik. Für die Stadien I und II liegen die Heilungsraten nach etwa 6 Wochen bei 75–80 % und nach 12 Wochen bei etwa 90 % der Fälle, wobei die Refluxsymptome innerhalb des genannten Zeitraumes nahezu vollständig verschwanden.

Leichtere Formen der Refluxösophagitis können auch erfolgreich mit prokinetisch wirkenden Substanzen, die zu einer Verbesserung der Selbstreinigung der Speiseröhre und einem erhöhten Ösophagusdruck führen, behandelt werden. Die Ergebnisse sind durchaus mit den Resultaten der H_2-Antagonisten-Therapie vergleichbar. Klinische Untersuchungen weisen ferner darauf hin, daß möglicherweise die Kombination von prokinetisch wirkenden Substanzen mit H$_2$-Antagonisten, oder sogar die Kombination dieser beiden mit Sucralfat oder Antazida von Vorteil sein können.

Wie können die schweren Formen (III und IV) der Refluxösophagitis behandelt werden?

Die Häufigkeit der Refluxösophagitis wird i. allg. unterschätzt und liegt bei etwa 30% der Patienten, die sich im Rahmen eines entsprechenden Beschwerdebildes einer Ösophago-Gastro-Duodenoskopie unterziehen mußten. Das **Stadium IV**, und damit die schwerste Form der Erkrankung, beträgt dabei wiederum 30%. Vergleichsweise seltener sind in diesem Krankengut Patienten mit Ulcus ventriculi und Ulcus duodeni, die mit etwa 7,5% bzw. 5,5% angetroffen wurden.

Bei den schwereren Formen der Refluxösophagitis sind substituierte Benzimidazol-Derivate, wie das im Handel befindliche Omeprazol, als das wirksamste Therapieprinzip gesichert. In mehreren Studien konnte bei der erosiv-ulzerierenden Refluxösophagitis sowohl nach 4 als auch nach 8 Wochen die Überlegenheit von Omeprazol im Vergleich mit der zweimaligen Gabe eines H$_2$-Antagonisten nachgewiesen werden. Die Heilerfolge lagen nach 4 Wochen bei etwa 70%, nach 8 Wochen bei etwa 85% der untersuchten Patienten. Omeprazol wurde in diesen Untersuchungen in der Dosierung von 20–60 mg täglich verabreicht. Zur Langzeittherapie ist Omeprazol nicht zugelassen.

Durch die neuen therapeutischen Möglichkeiten lassen sich Komplikationen und auch operative Eingriffe besser vermeiden, zumindest kann die Indikation zu einer Anti-Refluxoperation verzögert und ihre Notwendigkeit überprüft werden. Dies erscheint keineswegs von untergeordneter Bedeutung, da ein Teil der Patienten sich primär nicht für einen operativen Eingriff eignet und zum anderen auch die Langzeitresultate der chirurgischen Maßnahmen nicht den Erwartungen entsprechen.

Für die konservativ-therapeutischen Maßnahmen erscheint es erfahrungsgemäß wichtig, die Behandlung über Wochen und Monate konsequent fortzuführen. Die endoskopische Kontrolle sollte nach 3–6 Monaten vorgenommen werden, um den Therapieerfolg abschätzen zu können. Nicht selten bilden sich in diesem Zeitraum auch leichtere Formen der Stenosierung zurück. Ist ein Übergang des fortgeschrittenen Stadiums in eine leichtere Form festzustellen, könnte auch ein medikamentöser Wechsel von Omeprazol auf einen H$_2$-Antagonisten vorgenommen werden. Läßt sich dadurch ein befriedigendes Ergebnis erzielen, wäre ein derartiges Präparat für die Dauerbehandlung vorzuziehen.

Ob bei fast vollständigem Therapieerfolg andere therapeutische Maßnahmen als Dauermedikation eingesetzt werden sollten oder ob auch eine Intervallbehandlung je nach Symptomatik angezeigt und vertretbar ist, bedarf weiterführender Untersuchungen.

Nichtmedikamentöse Therapie

Allgemeine Maßnahmen einer konservativen Therapie peptischer Läsionen
zielen auf:

- **Verbesserung der Entleerung von Magen und Duodenum,**
- **Vermeidung von Refluxepisoden von Magen- und Dünndarminhalt,**
- **Verhinderung zusätzlicher Sekretstimulation,**
- **Bindung von endogenen aggressiven Substanzen.**

Die Befragung von Patienten, Diätassistentinnen, Klinikpersonal und
Ärzten ergab die erstaunliche Übereinstimmung, daß besonders veränderte
Verhaltensweisen, und damit eine konsequente Umstellung der Lebensgewohnheiten, entscheidend zur Heilung peptischer Erkrankungen und damit zur Wiederherstellung der Gesundheit beitragen. Inwieweit derartige
Empfehlungen berechtigt erscheinen, soll mit Hilfe der einschlägigen Literatur im abschließenden Kapitel des Gastro-Lernkollegs untersucht und
kritisch beurteilt werden.

Diät und geänderte Lebensführung bei der Refluxkrankheit –
Was ist empfehlenswert?

Die zusätzlich zu den Therapieprinzipien empfohlenen Verhaltensrichtlinien
stützen sich auf die klinische Erfahrung, z. T. auf experimentelle Ergebnisse
und vor allem auf die Angaben des Patienten, der dadurch eine Verbesserung
oder aber Verschlechterung seiner Beschwerden erfährt. So treten nicht selten Refluxbeschwerden nach üppigen Mahlzeiten verstärkt auf. Eine fett-
und kohlenhydratreiche Kost kann außerdem die Aktivität des unteren Ösophagussphinkters negativ beeinflussen. Dies gilt auch für Alkohol, Nikotin
und vor allem die Einnahme von herz- und kreislaufwirksamen Medikamenten, Anticholinergika und Psychopharmaka. Einem verstärkten Kaffee-
genuß und Pfefferminztee wird ein negativer Einfluß auf den Verschluß-
mechanismus im unteren Ösophagusanteil zugeschrieben, sowie ein stimu-
lierender Effekt auf die Säuresekretion des Magens.
Als allgemeine Verhaltensrichtlinien lassen sich somit folgende Empfehlungen aufstellen:

- **Verteilung der Nahrungsaufnahme auf 4–6 kleinere Mahlzeiten
  pro Tag,**
- **Vermeidung von Spätmahlzeiten, Abendessen nicht später
  als 18.00 Uhr,**
- **Bevorzugung kleinerer Zwischenmahlzeiten,**
- **eiweißreiche Kost,**
- **Nikotin- und Alkoholabstinenz,**
- **Reduktion des Kaffeekonsums, besonders in Zusammenhang
  mit kohlenhydratreicher Kost und Süßigkeiten.**

Vielfach werden von den Patienten die Beschwerden der Refluxkrankheit auch dann besonders empfunden, wenn ein erhöhter intraabdomineller Druck vorliegt, oder aber dieser in besonderen Situationen keinen Ausgleich findet. So verstärken sich die Beschwerden häufig bei einengender Kleidung, längerem, unbequemen Sitzen oder Autofahren, bei chronischer Obstipation, in den späteren Monaten der Schwangerschaft und bei reflux-provozierender Körperhaltung und -tätigkeit, wie z. B. Gartenarbeit, Tätigkeit im Bücken etc. Als Beispiele hierfür mögen dienen, daß Aufstoßen und Sodbrennen bei Tragen eines engen Stützkorsettes, bei wiederholtem Preßvorgang im Rahmen einer bestehenden chronischen Obstipation und vor allem nach einer Kaffeestunde in der Schwangerschaft beschrieben werden. Empfehlenswert erscheinen damit das Tragen bequemer Kleidung, das Beachten einer Stuhlregulierung und insgesamt eine Gewichtsreduktion.

Was ist bei einer Schwangerschaft zu bedenken?

Der Eintritt einer Schwangerschaft vermag nachweisbar die Beschwerden einer vorliegenden Refluxkrankheit zu verstärken. Nicht nur die Steigerung intraabdomineller Druckverhältnisse werden hierfür verantwortlich gemacht, sondern auch hormonelle Einflüsse mit negativen Wirkungen auf den unteren Ösophagustonus. Das Vorliegen einer Refluxkrankheit kann andererseits aber nicht als ausreichendes Argument gegen Kinderwunsch und Schwangerschaft angesehen werden.

Einfache Hilfsmöglichkeiten bei Refluxösophagitis

Untersuchungen mit Langzeit-pH-Messung und -Druckmessung im Bereich des Ösophagus haben gezeigt, daß ein verstärkter und verlängerter Reflux im Liegen und damit vorwiegend während der Nachtstunden auftritt. Allein durch das Hochstellen des Bett-Kopfteiles konnten eindrucksvolle Verbesserungen der entzündlichen Schädigung im Ösophagus beobachtet werden. Zur Verbesserung der Selbstreinigungsfunktion der Speiseröhre wird deshalb allgemein das Anheben des Bettes am Kopfende um etwa 15 cm empfohlen.

Umstellung der Lebensweise – mit Augenmaß!

Gerade bei der Refluxkrankheit gibt es zahlreiche spezielle Empfehlungen bezüglich Ernährung und Lebensführung, die als hilfreiche und die medikamentöse Therapie unterstützende Allgemeinmaßnahmen angesehen werden. Nicht jede dieser Verhaltensempfehlungen läßt sich wissenschaftlich begründen und ihr Nutzen objektivieren. Dies gilt besonders für die Ausschaltung psychisch belastender Faktoren und anderer Streßreize der beruflichen Tätigkeit. Auch ist die Mehrzahl dieser Allgemeinmaßnahmen umständlich und oft schlecht realisierbar. Eine eingreifende Änderung der zum Teil liebgewonnenen Lebensgewohnheiten sollte nur dann herbeigeführt werden, wenn dadurch eine Besserung der Symptomatik erwartet werden kann. Andererseits wird nicht zu Unrecht darauf hingewiesen, daß die Beachtung derartiger ärztlicher Empfehlungen Einsicht und Verständnis des Patienten für seine Krankheit fördern und damit letztlich die konsequente Patientenführung erleichtern kann.

Diät und geänderte Lebensführung bei der Ulkuskrankheit – Was ist empfehlenswert?

Spezielle Diäten für Patienten mit peptischem Ulkus gibt es nicht, wenngleich – wie bereits betont – einzelne Nahrungsmittel und Getränke z. T. unterschiedlich vertragen werden und individuell Beschwerden verstärken können. Häufig werden derartige Speisen, Getränke oder Genußmittel in der Anamneseerhebung vom Patienten spontan angegeben und mit der Erkrankung in Zusammenhang gebracht. Dies gilt insbesondere für die hastige Einnahme von reichlichen Mahlzeiten, stark gewürzten und fetten Speisen, für den Genuß von Tee, Kaffee und Alkohol.

Die Überlegenheit spezieller diätetischer Maßnahmen im Rahmen der Ulkustherapie konnte aber in zahlreichen Studien bisher nicht gesichert werden. Auch wenn Gewürzen und Kaffee eine **säurestimulierende Wirkung** zugeschrieben wird und Alkohol zu einer direkten Schleimhautschädigung im Experiment führt, bestehen keine überzeugenden Hinweise für ihre ulzerogene Potenz. Auf der anderen Seite wird nicht selten eine Besserung der Ulkusbeschwerden durch Nahrungsaufnahme oder das Trinken von Milch angegeben und dies mit ihrer puffernden Wirkung auf die Magensäure erklärt. Die scheinbar rationale Einstellung kann aber durch entsprechende Untersuchungen nicht gestützt werden.

Oberstes Gebot: Lebensqualität erhalten!

Es erscheint somit nicht gerechtfertigt, dem Patienten normal gewürzte und schmackhafte Kost zu verbieten, selbst Kaffee, Tee und Alkohol in vertretbaren Mengen sind erlaubt und beeinträchtigen nicht den natürlichen Heilungsprozeß des peptischen Ulkus. Empfehlenswert erscheinen eine kalorisch ausgewogene, abwechslungs- und vitaminreiche Kost und eine ausreichende Flüssigkeitszufuhr. Individuelle Unverträglichkeiten bestimmter Speisen und Getränke können und sollen Berücksichtigung finden und fördern die Mithilfe des Patienten bei der raschen Wiederherstellung seiner Gesundheit. Unbegründete und unnötige Restriktionen sind jedoch zu vermeiden. Die Lebensqualität des Ulkuspatienten muß erhalten bleiben.

Konsequente Nikotinabstinenz unabdingbar!

Gesondert zu beurteilen und hervorzuheben ist allerdings das Rauchen. So entwickeln nachweisbar Raucher häufiger peptische Läsionen als Nichtraucher, der Heilungsprozeß und die Wirkung von Ulkustherapeutika werden verzögert, die Mortalität an peptischen Ulzera ist erhöht. Die in der Diskussion befindlichen pathophysiologischen Zusammenhänge wurden im Abschnitt I des Gastro-Lernkollegs bereits aufgeführt. Wissenschaftlich haltbare Beweise für die Bedeutung der Einzelfaktoren stehen allerdings noch aus. Insbesondere sind die häufig gleichzeitig vorhandenen Auswirkungen von Nikotinkonsum, traumatischer Situation und spezifischer Fehlhaltungen, wie sie für Ulkuspatienten bekannt sind, zu berücksichtigen.

Die Notwendigkeit einer Nikotinabstinenz sollte dem Patienten vor Augen geführt und nachdrücklich gefordert werden. Der Arzt darf auch nicht resignieren und in seinem Bemühen nachlassen, wenn seiner Aufforderung nicht sofort und in vollem Umfange nachgekommen wird.

Die „schöpferische Pause" – ein wichtiges Element der Therapie

Aufgabe der Primärversorgung ist es, beim Ulkuspatienten neben somatischen Faktoren auch diejenigen psychosozialen Faktoren herauszuarbeiten, die zur Krankheitsgenese in Beziehung stehen. Dies dient auch der Rezidivprophylaxe. Die Annahme trügt, mit der Gabe eines Pharmakons seien die medizinischen, die psychischen und die sozialen Probleme gleichermaßen aus der Welt geschafft. Die ärztlich verordnete „schöpferische Pause", wie sie früher dem Körper in Form von Rollkuren u.ä. gewährt wurde, ist auch ein wesentliches psychologisches Mittel für den Patienten, sich dem Sog der äußeren Belastungen eine Zeitlang zu entziehen. Diese Entlastung schafft Muße, um Abstand zu gewinnen und zu einer selbstgesteuerten Lebensführung zurückzufinden. Stützung und Beratung in diesem Sinne ist sowohl in Form des Einzelgespräches als auch in krankheitszentrierten Therapiegruppen mit Ulkuspatienten möglich. Solche Gruppen haben sich vor allem bei Koronarpatienten zur Modifikation des sog. Typ-A-Verhaltens bewährt, welches der Überaktivität des Ulkus-duodeni-Patienten durchaus ähnelt.

Psychotherapie im speziellen Sinne wird bei etwa 10–20 % der Patienten, zumeist Versager somatischer Therapieformen, eine wesentliche Rolle spielen, wobei aber auch die scheinbar geheilten Patienten in beachtlichem Ausmaß unter psychosozialen Problemen leiden. Vor allem zur Rezidivprophylaxe ist bei geeigneter Motivation und ausgeprägten neurotischen Konflikten eine aufdeckende analytische Behandlung indiziert (Orgel 1958). Analytische Gruppentherapie hat beim aktiven Typus den Vorteil, weniger Abhängigkeit zu schaffen und so die Aufarbeitung der Konfliktspannungen zu erleichtern (Freyberger 1976).

Fallbeschreibung zur Lernstufe IV

Es handelt sich um eine 47jährige kaufmännische Angestellte, unverheiratet, mit anhaltender Konfliktsituation am Arbeitsplatz. Die weitere medizinische Anamnese ergibt einen Koffein- und insbesondere Nikotinabusus mit weit über 30 Zigaretten pro Tag seit vielen Jahren. Häufig rezidivierende Ulcera duodeni mit narbigen Veränderungen im Zwölffingerdarm sind bekannt.

Seit August 1988 klagt die Patientin über bohrende und z. T. brennende Schmerzen im Oberbauch, linksseitig etwas stärker als rechts, wobei die Schmerzen in den Rücken ausstrahlen. Nach Nahrungsaufnahme nur kurzfristige Besserung der Beschwerden. Nächtliche Schmerzen bestehen regelmäßig, aber auch Nüchternschmerz und Schmerzen während des Tages.

Mittels Endoskopie wurde ein Ulkusrezidiv im Zwölffingerdarm festgestellt und zunächst eine Therapie mit Antazida und Pirenzepin in entsprechender Dosierung vorgenommen. Nach Angaben der Patientin konnte nur vorübergehend eine leichte Besserung der Symptomatik festgestellt werden, zusätzlich trat eine Obstipation auf. Auch ein Therapieversuch mit Pirenzepin und einer prostaglandin-analogen Substanz war nach etwa 3–4 Wochen ohne Erfolg. Die Stuhlkonsistenz und -frequenz waren unter diesen therapeutischen Maßnahmen sehr wechselhaft.

Bei der körperlichen Untersuchung Anfang Oktober 1988 wurden die Schmerzen vorwiegend in das Epigastrium und linke Hypochondrium mit Ausstrahlung in den Rücken lokalisiert. Der Abdominalbereich war palpatorisch, auskultatorisch und aufgrund der Ultraschalluntersuchung unauffällig. Die Kreislaufverhältnisse waren stabil, zeigten allerdings eine Neigung zu erniedrigten Blutdruckwerten um RR 100/65 mm Hg bei einer regelmäßigen Pulsfrequenz zwischen 60 und 70 pro Minute. Über beiden Lungen fanden sich diskrete Zeichen der Bronchitis, die auf den langjährigen Nikotinkonsum zurückgeführt wurden. Der sonstige körperliche Befund ergab keine Auffälligkeit. Laborchemisch lagen die Routineparameter ebenfalls im Normalbereich, eine Ausnahme waren eine diskrete Erhöhung der Gamma-GT und der Amylase bei Normalwerten für Lipase im Serum.

Wegen einer von der Patientin angegebenen starken Nervosität und hohen Empfindlichkeit im Rachen wurde vor Durchführung der Endoskopie nicht nur eine lokale Rachenanästhesie, sondern auch Diazepam in einer Dosierung von 5 mg i.v. verabreicht. Die endoskopische Untersuchung zeigte bei vorhandenem mäßig ausgeprägtem Würgreiz eine klaffende Kardia und die makroskopischen Zeichen einer Gastritis im Magenausgangsbereich. Im Bereich der Bulbushinterwand und mehr zur Seite der großen Kurvatur hin bestand ein etwa 1,5–2 cm im Durchmesser großes Ulkus mit auffallender ödematöser Schwellung im Randbezirk, entzündlichem Erythem in der Umgebung und ausgeprägten narbigen Veränderungen im gesamten Bulbusbereich.

Als **Diagnosen** ergaben sich zu diesem Zeitpunkt eine Neigung zu erniedrigten Blutdruckwerten, eine chronische Bronchitis bei Nikotinabusus, eine Antrumgastritis und ein großes Ulcus duodeni mit Narbenbulbus.

Im weiteren Verlauf erhielt die Patientin ein kolloidales Wismutpräparat in Kombination mit einem H_2-Rezeptor-Antagonisten. Die Patientin war unter diesen therapeutischen Maßnahmen nicht völlig beschwerdefrei, die Symptomatik hatte sich aber gebessert. Nach Auftreten eines grippalen Infektes und unter Einnahme von nichtsteroidalen Antiphlogistika war im Dezember 1988 erneut eine Verschlechterung des Beschwerdebildes eingetreten, und im Frühjahr 1989 waren die von der Patientin angegebenen „Magenschmerzen" so stark ausgeprägt, daß sie sich erneut und freiwillig einer Ösophago-Gastro-Duodenoskopie unterzog.

Auch bei dieser Endoskopie konnte an gleicher Stelle im Zwölffingerdarm ein großes Ulkus festgestellt werden, wobei der Pyloruskanal ödematös geschwollen und verengt war. Zu diesem Zeitpunkt wurde die Patientin praktisch ohne Unterbrechung mit einem H_2-Rezeptor-Antagonisten in einer Dosierung von 300 mg abends behandelt, tagsüber nahm die Patientin nach Bedarf Antazida und bei stärkeren Schmerzen Buscopan-Dragees bis zu 4mal täglich.

Im April und Juni 1989 erfolgten weitere endoskopische Kontrollen bei anhaltendem Beschwerdebild, wobei der Ulkuskrater zwar etwas flacher erschien, aber in seinem Durchmesser unverändert blieb. Auch weitere Therapieversuche mit Antazida, Sucralfat und höherer Dosierung des H_2-Rezeptor-Antagonisten erbrachten nachweisbar keine Befundänderung. Die dringende Aufforderung an die Patientin, den Nikotinkonsum zumindest drastisch zu reduzieren, wurde nicht befolgt.

Im August 1989 wurde dann für die Dauer von 3 Wochen Omeprazol in einer Dosierung von zunächst 40, später 20 mg/Tag eingesetzt. Unter dieser Medikation war die Patientin nahezu, aber nicht völlig beschwerdefrei. Am 21. August 1989 erfolgte eine endoskopische Kontrolle und dabei fand sich weiterhin ein enggestellter Pyloruskanal, ein bis auf eine flache, etwa 0,5 cm im Durchmesser große Nische verkleinertes Duodenalulkus. Zu diesem Zeitpunkt wurde die Therapie auf eine einmalige, aber ausreichend hohe Dosierung eines H_2-Antagonisten umgestellt.

Nach Ablauf von etwas mehr als 14 Tagen traten allerdings erneut epigastrische Schmerzen und außerdem Übelkeit und Erbrechen auf. Nausea und Erbrechen konnten durch die Verabreichung eines Prokinetikums zum Abklingen gebracht werden, nicht aber die zu diesem Zeitpunkt verstärkt einsetzenden Oberbauchbeschwerden.

Im Oktober 1989 fand sich bei der letzten ambulanten Kontrollendoskopie wiederum ein etwa 1 cm im Durchmesser großes Ulcus duodeni an der bekannten Stelle des Zwölffingerdarmes und eine weiterhin bestehende Engstelle des Pyloruskanals. Die zu diesem Zeitpunkt erbrachten Ergebnisse der körperlichen und laborchemischen Untersuchungen zeigten keine signifikanten Abweichungen. Die Serumgastrinbestimmung lag mit 41,2 pg/ml im Normalbereich.

Der langwierige Krankheitsverlauf und die letztlich erfolglose und zeitweise kombiniert durchgeführte Therapie wurden erneut mit der Patientin ausführlich besprochen. Sie drängte nun von sich aus auf die Durchführung einer Operation, da bereits berufliche Schwierigkeiten infolge der langen Krankheitsdauer eingetreten waren.

Am 27. Oktober 1989 erfolgte eine selektiv-proximale Vagotomie, der intra- und postoperative Verlauf waren komplikationslos. Bei der Operation fanden sich im Bereich des Pylorus narbige Veränderungen bestätigt, der Pylorus war aber mit dem Finger gut passierbar; auch konnten Verwachsungen des Peritoneums mit der Leber gut gelöst werden. Am 11. postoperativen Tag wurde die Patientin in die ambulante Weiterbetreuung entlassen. Die Patientin klagte zu diesem Zeitpunkt über etwas verstärkte Beschwerden im Sinne eines erniedrigten Blutdruckes, die körperliche Untersuchung ergab nach wie vor diskrete Bronchitiszeichen. Der Patientin war es nur sehr schwer gelungen, den Nikotinkonsum zu reduzieren.

Im Februar und März 1990 traten vor allem in den Nachmittags- und späten Abendstunden sowie während der Nacht Völlegefühl, Übelkeit und Erbrechen auf. Es wurde flüssiger Brei ohne Blutbeimengungen erbrochen, Oberbauchbeschwerden wie früher bestanden nicht. Unter der Gabe eines Prokinetikums in Form von Cisaprid konnten Übelkeit und Erbrechen vollständig zum Verschwinden gebracht werden, geringfügiges Völlegefühl bestand nur zeitweise und nach größeren Abendmahlzeiten. Eine langsame Reduzierung der Medikation ist vorgesehen in der Hoffnung auf die funktionelle Adaption des postoperativen Zustandes.

Die abschließende Diagnosestellung aus gastroenterologischer Sicht lautet: Therapie-resistentes Ulcus duodeni, wobei einschränkend hinzugefügt werden muß, daß die Therapie mit Omeprazol nicht bis zur völligen Heilung durchgeführt wurde. Zustand nach proximal-selektiver Vagotomie mit postoperativer Gastroparese.

Schlußbemerkungen

Das weltweite und intensive Bemühen von Wissenschaft und pharmazeutischer Industrie hat unsere Kenntnisse auf dem Gebiet der **peptischen Magen-Darm-Erkrankungen** in den letzten Jahren stark erweitert und neue Therapie-Ansätze geschaffen. Das vorliegende **Gastro-Lernkolleg** ist der Versuch einer Standortbestimmung. Der vorgegebene Rahmen machte Beschränkungen von Inhalt und Umfang der einzelnen Kapitel notwendig, und nur, soweit es die anstehenden Fragenkomplexe erforderten, wurden die Ausführungen umfangreicher gestaltet. Auch erschien es gerechtfertigt und sinnvoll, allgemeine nichtmedikamentöse Behandlungskonzepte anzusprechen und eine intensive, psychosomatisch ausgerichtete Patientenbetreuung hervorzuheben, da sie nachweislich das individuelle Beschwerdebild sowie die spontane Heilungsrate und Rezidivneigung bessern helfen.

Für die Entstehung von peptischen Läsionen im oberen Gastrointestinaltrakt können z. T. sehr verschiedenartige Einflüsse und individuelle Voraussetzungen verantwortlich gemacht werden. Bei kritischer Betrachtung ergeben sich jedoch zahlreiche Gemeinsamkeiten, sodaß die Ulkuskrankheit mit Wahrscheinlichkeit eine einheitliche Erkrankung darstellt und noch am ehesten die Lokalisation eine Trennung in ein Ulcus ventriculi oder Ulcus duodeni rechtfertigt. Besondere pathogenetische Gegebenheiten erlauben es außerdem, die Refluxkrankheit in den gestellten Themenkreis aufzunehmen, obwohl hier ein entsprechender Vergleich deutlichere Unterscheidungsmerkmale aufzeigt. Die Übereinstimmung in den auslösenden Faktoren erklärt aber, weshalb die Mehrzahl der aufgeführten Maßnahmen bei jeder Form der peptischen Läsion wirksam eingesetzt werden kann. Wie neuere Untersuchungs- und Behandlungsergebnisse ferner dokumentieren, ist ein medikamentöser Therapieerfolg ganz entscheidend vom Ausmaß der Säuresekretionshemmung und der Behandlungsdauer abhängig. Das therapeutische Vorgehen wird dadurch vereinfacht, ein differenzierter Therapieplan erscheint nur ausnahmsweise erforderlich. Der derzeitige Stand der medikamentösen Therapie erlaubt, selbst Problemfälle wie das sog. therapieresistente Ulkus und schwere Formen der Refluxkrankheit erfolgreich zu behandeln. Für die 90er Jahre zeichnet sich ein positives therapeutisches Bild mit weiteren Verbesserungen der medikamentösen Behandlung und gleichzeitiger Reduzierung von notwendigen chirurgischen Eingriffen ab.

Trotz der zweifellos günstigen Entwicklung ist aber die konservative Therapie in vielen Punkten noch unbefriedigend. So wären aus der Sicht des Patienten eine schnellere und anhaltende Schmerzbefreiung und eine weitere Senkung der Rezidivneigung, aus der Sicht des behandelnden Arztes Arzneimittel mit verbessertem Sicherheitsprofil, d. h. mit guter Verträglichkeit bei Begleitkrankheiten und Zusatztherapie sowie Unschädlichkeit in der Langzeitbehandlung zu fordern. Vor allem sollte der Fortschritt uns nicht vergessen lassen, daß wir lediglich in der Lage sind, die Reflux- und Ulkuskrankheit auf empirischer Grundlage zu lindern, bisher aber nicht heilen und ihre Komplikationen verhüten können. Eine Erweiterung unserer Kenntnisse auf diesem Gebiet und Suche nach neuen Therapiemöglichkeiten erscheint wünschenswert und in verstärktem Umfang notwendig. Um den Kranken aber nachhaltig helfen zu können, sollte jede wirksame Einzelmaßnahme stets Teil eines patientenbezogenen und ganzheitlichen Behandlungskonzeptes sein.

Fragen zum Abschluß der Lernstufe IV

Frage 1:

Wie häufig ist bei Patienten mit entsprechender Symptomatik die Refluxösophagitis?

Frage 2:

Sollte bei Vorliegen einer Refluxösophagitis auf eine Schwangerschaft verzichtet werden?

Frage 3:

Welche einfache physikalische Maßnahme kann bei der Refluxösophagitis
eine deutliche Besserung bewirken?

Frage 4:

Wie hoch ist der Prozentsatz von Patienten, bei denen eine psychotherapeu-
tische Behandlung sinnvoll erscheint?

Frage 5:

Beeinflußt Rauchen den Heilungsprozeß beim peptischen Ulkus?

Weiterführende Literatur s. S. 81

Antworten zu den Fragen
der verschiedenen Lernstufen

Antworten zu den Fragen der Lernstufe I

Zu 1a)

Motilitätsstörungen, Resistenzschwäche der Schleimhaut
Störungen des UÖS-Druckes
Reflux von Magensäure und Pepsin oder alkalische Bestandteile
wie Gallensäuren und Lysolezithin

Zu 1b)

Resistenzschwäche der Schleimhaut
Gallensäurereflux und Lysolezithin
Pylorusinsuffizienz
Motilitätsstörungen (Stase)
Magensäure und Pepsin
Helicobacter pylori

Zu 1c)

Magensäure und Pepsin
Resistenzschwäche der Schleimhaut
Motilitätsstörungen
Genetische Faktoren
Helicobacter pylori

Zu 1d)

Magensäure und Pepsin
Schleimhautschwäche
Motilitätsstörungen
Gallensäuren und Lysolecithin
Helicobacter pylori

Zu 2a)

Nein

Zu 2b)

Verhalten aktiv/passiv Konflikt – neurotische Tendenz
Multifaktorielles Geschehen, nur Zusammenwirken verschiedener
Faktoren hat Bedeutung

Zu 3)

Abnahme Industriestaaten/Zunahme Dritte Welt
Nord-Süd-Gefälle/Gipfel im Frühjahr/Herbst
Erstulzeration 240.000,
Rezidivulzera ca. 500.000

Zu 4a)

Nein, nur Rauchen

Zu 4b)

Ja, ASS, NSAR, Steoride (hochdosiert) langdauernd

Antworten zu den Fragen der Lernstufe II

Zu 1a)

Es gibt keine typische Ulkus-Symptomatik.
Symptome für Refluxkrankheit: Aufstoßen, Sodbrennen, retrosternale Schmerzen.
Symptome für Ulcus ventriculi: Schmerzen am Tage oder andauernd, Brechreiz und Erbrechen, Gewichtsverlust, Alter über 55 Jahre.
Symptome für Ulcus duodeni: Episodische nächtliche Schmerzen, Streß-Situationen, Nikotinabusus, Schmerzlinderung durch Nahrungsaufnahme, normaler Appetit.

Zu 1b)

Biographische Anamnese, Erfassung aktueller Konfliktsituationen, Annahme der Beziehungsangebote der Patienten, therapeutische Gestaltung der Arzt-Patienten-Beziehung.

Zu 2)

Magensaftanalysen, Insulintest, Gastrin im Serum, Sekretintest, Refluxmessungen, Motilitätsuntersuchungen.

Zu 3)

Radiologische Diagnostik unnötig bei **Endoskopie** einer unkomplizierten peptischen Läsion.
Endoskopiekontrolle unnötig bei unkompliziertem Ulcus duodeni.

Zu 4)

Röntgen: Leeraufnahme bei Verdacht auf Perforation. Röntgenkontrastverfahren bei Verweigerung der Endoskopie. Verdacht auf Stenose- oder Fistelbildung, Nischen- oder Divertikelbildung.
Dokumentation bei Wandinfiltrationen und postoperativen Zuständen.
Endoskopie: Diagnosesicherung bei
a) Ösophagitis
b) Gastritis
c) Erosion/Ulkus/Magen/Duodenum
d) Blutung
e) Kontrolle Ulcus ventriculi, Ausschluß eines Malignoms.

Antworten zu den Fragen der Lernstufe III

Zu 1)

Verbesserter Schleimhautschutz.
Wismut zeigt bakteriziden Effekt gegen Helicobacter pylori, Steigerung der Prostaglandinfreisetzung durch Sucralfat und Wismutverbindungen.

Zu 2)

Anticholinergika:
Säurehemmung, Verminderung der Pepsinsekretion, Verzögerung der Magenentleerung.
Prostaglandin-Analoga:
Säurehemmung, Zytoprotektion.
Mögliche Vorteile bei Streßulzera.
H$_2$-Antagonisten:
Säure- und Pepsinhemmung. Eignung für Langzeittherapie und Rezidivprophylaxe.
Benzimidazol-Derivate:
Säurehemmung, Vorteil bei Heilungsraten in den ersten 2 Wochen; Zollinger-Ellison-Syndrom sowie schwere Formen der Refluxösophagitis (Stadien III und IV).

Zu 3)

H$_2$-Rezeptor-Antagonisten der neuen Generation vom Typ des Nizatidin.

Zu 4)

Ulkusprophylaxe ist mit H$_2$-Antagonisten ohne Zweifel möglich.

Zu 5)

Etwas bessere Abheilungsraten beim akuten Ulkus durch Kombination von Sucralfat mit H$_2$-Antagonisten oder Kombination von kolloidalem Wismut und H$_2$-Blockern. Auch Pirenzepin und H$_2$-Antagonisten sind vorteilhaft.

Zu 6)

Allgemeinmaßnahmen: Gewichtsreduktion, Alkohol- und Nikotinabstinenz, Abendessen nicht später als 18.00 Uhr, Verzicht auf reichlich fett- und kohlenhydrathaltige Nahrung, Vermeidung von Obstipation. Hochstellen des Bett-Kopfteiles. Verminderung reflux-induzierender Medikamente (z.B. Kalziumantagonisten, Nitropräparate, Spasmolytika).
Therapeutisch: Prokinetika, H$_2$-Blocker, bei schweren Formen (III und IV) H$_2$-Blocker hochdosiert und zusätzlich Antazida, Sucralfat; Bezimidazol-Derivate für Akutbehandlung, dann Umstellung auf H$_2$-Antagonisten zur Rezidivprophylaxe.

Zu 7)

Metoclopramid, Bromoprid, Domperidon und Cisaprid

Antworten zu den Fragen der Lernstufe IV

Zu 1)

Ca. 30% der Fälle

Zu 2)

Nein

Zu 3)

Hochstellen des Bett-Kopfteiles um 15 cm

Zu 4)

Ca. 10–20%

Zu 5)

Ja

Weiterführende Literatur zum Gastro-Lernkolleg

Ahrens S (1982 a) Konsultationsverhalten psychosomatischer Patienten. Z Psychosom Med Psychoanal 28: 242–254

Ahrens S (1982 b) Empirische Ergebnisse zum Konsultationsverhalten otischer, psychosomatischer und somatisch kranker Patienten. II. Z Psychosom Med 28: 335–346

Alexander F (1951) Psychosomatische Medizin, Grundlagen und Anwendungsgebiete. De Gruyter, Berlin

Bauerfeind P, Siewert JR, Blum AL (1987) Ulcusalmanach 2. Springer, Berlin Heidelberg New York Tokyo

Beaumont W (1833) Experiments and observations on the gastric juice and the physiology of digestion. Allen, Plattsburgh

Birnbaum D (1973) Peptic ulcer and the central nervous systemaetiology and managment. Clin Gastroenterol 2: 245–257

Blackstone MO (1984) Endoscopic interpretation. Raven, New York

Blaser MJ (1989) Campylobacter pylori in gastritis and peptic ulcer disease. Igaku-Shoin, New York

Blum AL, Siewert JR (1981) Refluxtherapie. Springer, Berlin Heidelberg New York

Blum AL, Siewert JR (1982) Ulcus-Therapie. Springer, Berlin Heidelberg New York

Blum AL, Siewert JR, Ottenjann R, Lehr L (1985) Aktuelle gastroenterologische Diagnostik. Springer Berlin Heidelberg New York Tokyo

Blum AL, Siewert JR, Arnold R, Classen M, Feuerle GE (1987) Ulcusalmanach 1. Springer, Berlin Heidelberg New York Tokyo

Bouchier IAD, Allen RN, Hodgson HJF, Keighley MRB (1984) Textbook of gastroenterology. Baillier Tindall, London

Bräutigam W (1962) Organwahl – Organsprache – Organspezifität. Prax Psychother 7: 229

Buess G (1990) Endoskopie. Deutscher Ärzte-Verlag, Köln

Demling L (1984) Klinische Gastroenterologie, Bd 1 und 2. Thieme, Stuttgart

Eisenberg RL (1990) Gastrointestinal radiology. Lippincott, Philadelphia

Engel GL, Reichsmann F, Segal HL (1956) A study of an infant with a gastric fistula: I. Behaviour and the rate of total HCI secretion. Psychosom Med 18: 374

Forth W, Hentschler D, Rummel W (1988) Allgemeine und spezielle Pharmakologie und Toxikologie. Wissenschaftsverlag, Mannheim

Freyberger H (1976) Die Psychosomatik des Ulkuskranken. In: Burge H et al. (Hrsg) Vagotomie. Thieme, Stuttgart

Gazzard B, Theodossi A (eds) (1985) Clinics in gastroenterology, Vol 14/Nr 3: Symptoms in gastroenterology. Saunders, Philadelphia

Goebell H, Hotz J, Farthmann EH (1984) Der chronisch Kranke in der Gastroenterologie. Springer, Berlin Heidelberg New York Tokyo

Gugler R, Holtermüller KH (1986) Therapie gastroenterologischer Erkrankungen. Thieme, Stuttgart

Hafter E (1988) Praktische Gastroenterologie. Thieme, Stuttgart

Hansen WE (1987) Internistische Gastroenterologie. Springer, Berlin Heidelberg New York Tokyo

Johnson LR (1987) Physiology of the gastrointestinal tract, Vol 1+2. Raven Press, New York

Koelz HR, Aeberhard P (1987) Gastroenterologische Pathophysiologie. Springer, Berlin Heidelberg New York Tokyo

Knill-Jónes RP (1985) A formal approach to symptoms in dyspepsia. In: Gazzard B, Theodossi A (eds) Clinics in gastroenterology, Vol 14. Saunders, London Philadelphia Toronto, pp 517–529

Mirsky IA (1958) Physiologic, psychologic and social determinants in the etiology of duodenal ulcer. Am J Digest Diss 3: 285–314

Morgan W, Engel GL (1977) Der klinische Zugang zum Patienten. Adler R (Hrsg) Anamnese und Körperuntersuchung. Eine Anleitung für Studenten und Ärzte. Huber, Bern

Orgel SZ (1958) Effect of psychoanalysis on the course of peptic ulcer. Pschosom Med 20: 117–124

Overbeck G, Biebl W (1974) Zur Pathogenese der Ulcuskrankheit. Psyche 29: 542–567

Overbeck G, Möhlen K, Brähler E (1990) Psychosomatik der Ulcuskrankheit. Springer, Berlin Heidelberg New York Tokyo

Pieper DW (ed) (1988) Clinical gastroenterology, Vol 2/Nr 3: Peptic ulceration. Bailliere Tindall, London

Pflanz M (1962) Sozialer Wandel und Krankheit. Enke, Stuttgart

Rees WDW, Hughes S, Schaffer JF, Barclay GR (1989) Gastroenterologie. Verlag Chemie, Edition Medizin, Weinheim

Schüffel W, Uexküll, T von (1986) Ulcus duodeni. In: Uexküll T von et al. (Hrsg) Psychosomatische Medizin 3. Aufl. Urban & Schwarzenberg, München: S 761–782

Schumpelick V, Begemann F, Werner B (1979) Refluxkrankheit des Magens. Enke, Stuttgart

Schunack W (1989) Ulcustherapeutika. In: Ottenjann R, Dammann H-G, Dreyer M (Hrsg) Famotidin heute. Springer, Berlin Heidelberg New York Tokyo, S. 1–22

Siewert JR, Blum AL, Farthmann EH, Lankisch PG (1982) Notfalltherapie. Springer, Berlin Heidelberg New York

Singer MV, Goebell H (1989) Nerves and the gastrointestinal tract. M.T.P. Press, Lancaster (Falk Symposium 50)

Sleisenger MH, Fordtran JS (1989) Gastrointestinal disease, Vol 1+2. Saunders, Philadelphia

Susser H (1967) Causes of peptic ulcer: A selective epidemiologic review. J Chron Dis 20: 435–456

Weill FS (1985) Ultraschalldiagnostik in der Gastroenterologie. Springer, Berlin Heidelberg New York Tokyo

Weiner H, Thaler M, Reiser MF, Mirsky IA (1957) Etiology of duodenal ulcer: I. Relation of specific psychological characteristics to rate of gastric secretion (serum pepsinogen). Psychosom Med 19: 1

Wolf S, Wolff HG (1943) Human gastric function. Oxford University Press, Oxford

Zabo S, Pfeiffer CJ (1989) Ulcer disease: New aspects of pathogenesis and pharmacology. C. R. C. Press, Boca Raton, Florida

Zander W (1977) Psychosomatische Forschungsergebnisse bei Ulcus duodeni. Vandenhoeck & Ruprecht, Göttingen

Sachverzeichnis

Anamnese
– biographische 25
– der Ulkuspatienten 24
Antazida 38ff.
– Kurzzeit- und Langzeittherapie 40
– Nebenwirkungen 40, 41
– Schichtgitter-Antazida 39
Anticholinergika (Antimuskarinika)
 44ff.
– Kurzzeit- und Langzeittherapie 45
– Nebenwirkungen 45
Antirheumatika 16
apparative diagnostische Verfahren 27
Arbaprostil 46
Arzneimittel (s. auch medikamentöse
 Therapie) 50
– Interaktionen 50
– Sicherheitsprofil 50
Arzt-Patient-Beziehung 25
Atropin 45
Azetylcholin 44

Benzimidazole
– substituierte 51
Blutung 29
Bromoprid 54

Campylobacter pylori 9
Carbenoxolon-Natrium 38
Cimetidin 47
Cisaprid 54

Diät, Refluxkrankheit 66
– Ulkuskrankheit 68
diagnostische Verfahren
– apparative 27
Domperidon 54
Dopamin-Antagonisten 54
Duodenospkopie
– Ösophago-Gastro-Duodenoskopie 28
Dysplasie 28

Endoskopie 28, 58
Enprostil 46

epidemiologische und geographische
 Aspekte 13
Ernährung und Ulkuskrankheit 16
Erosion 3

Fallbeschreibung zur Lernstufe I 17
– zur Lernstufe II 31
– zur Lernstufe IV 70
Famotidin 47
Frühkarzinom 28
Funktionsteste
– peptische Erkrankungen 30

Gallereflux 7
gastrale sekretionshemmende
 Substanzen 38, 44
Gastrin 44
– Säuresekretion, Serumgastrin 4
Gastrinbestimmung 30
Gastro-Prokinetika 38
geographische und epidemiologische
 Aspekte 13

Helicobacter pylori 9
Histamin 44
Histamin-H_2-Rezeptor-Antagonisten 47
H_2-Rezeptor-Antagonisten (H_2-Blocker)
 48, 50
– Kurzzeit- und Langzeittherapie 48
Hypergastrinämie 53
Hyperkalziämie
– Antazidanebenwirkung 41
Hypermagnesiämie
– Antazidanebenwirkung 41
Hypernatriämie
– Antazidanebenwirkung 41

Insulintest 30

Karzinom
– Frühkarzinome 28
– Magenkarzinom 28
körperliche Untersuchung
– Leitsymptome 26
Kurzzeittherapie 37

L-Hyoscyamin   45
Langzeittherapie   37
Leitsymptome
– körperliche Untersuchung   26
Lernstufe I   17, 19, 75
– Antworten   75
– Fallbeschreibung   17
– Fragen   19
Lernstufe II   22, 31, 76
– Antworten   76
– Fallbeschreibung   31
– Fragen   32
Lernstufe III   35, 58, 77
– Antworten   77
– Fragen   58
Lernstufe IV   61ff., 70, 74, 79
– Antworten   79
– Fallbeschreibung   70
– Fragen   74

Magenkarzinom   28
Magensaftanalyse   30
Medikamente und Ulkuskrankheit   15
Medikamenten-Kombinationen   55
medikamentöse Therapie   37ff.
– Antazida   38ff.
– Anticholinergika (Antimuskarinika)
  44ff.
– Bromoprid   54
– Cimetidin   47
– Cisaprid   54
– Domperidon   54
– Dopamin-Antagonisten   54
– Famotidin   47
– gastrale sekretionshemmende
  Substanzen   38, 44
– H$_2$-Blocker   48
– Metoclopramid   54
– Nitazidin   47
– Omeprazol   51
– Proglumid   51
– Prostaglandin-analoga   46
– Ranitidin   47
– Roxatidin   47
– schleimhautschützende Präparate   38
– substituierte Benzimidazole   51
– Sucralfat   41, 42
– Wismut   42ff.
Metoclopramid   54
Milch-Alkali-Syndrom
– chronisches,
  Antazidanebenwirkung   41
Misoprostol   46
Motilitätsstörung   4, 7
Mukosabarriere   5

Neutralisationskapazität   39
Nierensteinleiden,
  Antazidanebenwirkung   41
Nizatidin   47

Ösophagitis, Refluxösophagitis   8
Ösophago-Gastro-Duodenoskopie   28
Omeprazol   51

Pepsinsekretion   4
peptische Erkrankungen
– Funktionsteste   30
peptisches Ulkus   3, 5, 10
– epidemiologische Aspekte   13
– geographische Aspekte   13
– nicht-medikamentöse Therapie   68
– psychosomatische Aspekte   10
– Schichtarbeit   14
– sozio-ökonomische Aspekte   14
– Stressoren   14
Pirenzepin   45
postoperatives Rezidivulkus   63
präpylorisches Ulkus   6
Proglumid   51
Prokinetika   54
Prostaglandine   5
Prostraglandin-Analoga   46
– Kurzzeit- und Langzeittherapie   46
– Nebenwirkungen   47
Psychopharmaka   38
psychosomatische Aspekte   10
Psychotherapie   69
pylorisches Ulkus   6

Ranitidin   47
Rauchen und Ulkuskrankheit   16, 69
Reflux
– Gallereflux   7
Refluxkrankheit   63
– Diät   66
– nicht-medikamentöse Therapie   66
– Schwangerschaft   67
Refluxmessungen   30
Refluxtherapie
– konservative   63ff.
Refluxösophagitis   8, 65
Rezidivulkus
– postoperatives   63
Rioprostil   46
Röntgenuntersuchung   27
Roxatidin   47

Säuresekretion
– Serumgastrin   4
Schichtarbeit   14
Schichtgitter-Antazida   39

Schleimhautbarriere 7
Schleimhautdurchblutung 5
schleimhautschützende Präparate 38
Schutzfaktoren 5
Schwangerschaft
– Refluxkrankheit 67
Sekretintest 30
Sicherheitsprofil
– Arzneimittel 50
Somatostatin-Analoga 38
sozio-ökonomische Aspekte 14
Steroide 16
Streßläsionen
– akute 55
Stressoren 14
Succus liquiritiae 38
Sucralfat 41, 42
– Kurzzeit- und Langzeittherapie 42
– Nebenwirkungen 42
Symptomatik 23

Telenzepin 45
Therapeutika
– Hauptgruppen 38
Therapie
– akute Streßläsionen 55
– Kurzzeit- und Langzeittherapie 37
– medikamentöse (s. medikamentöse
Therapie) 37ff.
– Refluxkrankheit,
nicht-medikamentöse 66

therapieresistentes Ulkus 56
Trimoprostil 46

Ulkus
– Ulcus duodeni 4
– Ulcus ventriculi 6, 7
– Komplikationen 3, 58
– peptisches (s. auch peptisches U.)
3, 5, 10
– postoperatives Rezidivulkus 63
– präpylorisches 6
– pylorisches 6
– therapieresistentes 56
Ulkus-Persönlichkeit 10
Ulkuskrankheit
– Diät 68
– und Ernährung 15
– und Medikamente 16
– und Rauchen 16, 69
Ulkuspatienten
– Anamnese 24
Ulkusrezidiv 57
Ultraschalluntersuchung 27

Wismut 42ff.
– Kurzzeit- und Langzeittherapie 43
– Nebenwirkungen 43, 44

Zollinger-Ellison-Syndrom 51

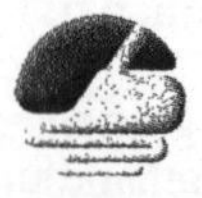

*Von der deutschen Gesellschaft zur Bekämpfung
der Erkrankungen von Magen, Darm, Leber
(Gastro-Liga e.V.) empfohlen*